KB267506

아플 때 꺼내 보는 통증 백과

아플 때 꺼내 보는 통증 백과

1판 1쇄 인쇄 2026. 1. 30.
1판 1쇄 발행 2026. 2. 6.

지은이 김학조

발행인 박강휘
편집 김지수, 심성미 ┃디자인 정윤수 ┃마케팅 이서연 ┃홍보 이한솔
발행처 김영사
등록 1979년 5월 17일(제406-2003-036호)
주소 경기도 파주시 문발로 197(문발동) 우편번호 10881
전화 마케팅부 031)955-3100, 편집부 031)955-3200 ┃팩스 031)955-3111

저작권자 ⓒ김학조, 2026
이 책은 저작권법에 의해 보호를 받는 저작물이므로 저자와 출판사의 허락 없이
내용의 일부를 인용하거나 발췌하는 것을 금합니다.

값은 뒤표지에 있습니다.
ISBN 979-11-7332-493-2(03510)

홈페이지 www.gimmyoung.com   블로그 blog.naver.com/gybook
인스타그램 instagram.com/gimmyoung 이메일 bestbook@gimmyoung.com

좋은 독자가 좋은 책을 만듭니다.
김영사는 독자 여러분의 의견에 항상 귀 기울이고 있습니다.

통증 백과

김학조 지음

진통제와 수술 없이 바로잡는다

아플 때 꺼내 보는

김영사

이제 내 몸과 화해할 시간

저는 20년 넘게 통증 치료 한의사로 일하며 여기저기 온몸 곳곳이 아픈 분들을 만났고, 그 통증을 어떻게 덜어줄 수 있을지 고민했습니다. 그 세월이 쌓이다 보니 어느새 직업병 아닌 직업병이 생기더군요. 사람들의 걸음걸이와 자세 등을 보며 '저분은 어깨가 아프겠다' '골반이 틀어져서 저렇게 걷는 걸까' 하고 추측해보는 것입니다. 이런 습관 덕분에 치료에 대한 영감을 얻는 일도 많습니다. 때로는 우연히 들은 이야기, 누군가의 경험담에서 치료의 실마리를 찾아 환자분들께 도움을 주기도 하죠.

얼마 전에도 그런 일이 있었습니다. 오랜만에 처가댁에 갔는데 장모님께서 친구분 이야기를 들려주셨습니다. 그분은 정말 오랫동안 통증에 시달렸고 안 아픈 곳이 없을 정도였다고 합니다. 그런데 사우나에 다니기 시작하면서 족저근막염이 싹 사라졌다는 것입니다. 목욕탕 안에 설치된 고수압 마사지 기계에 매일 30분씩 발바닥을 갖다 대고 마사지를 했더니 몇 달 만에 통증이 사라졌다는 이야기였죠. 장모님은 그게 의학적으로 효과가 있는 것인지 저에게 물어보셨습니다.

그 얘기를 듣고 저는 감탄을 금할 수 없었습니다. 족저근막염의 원인을 알고 있기에 '그분이 참 적절한 방법으로 제대로 대응하셨구나' 하는 생각이 들었거든요. 제가 유튜브 채널에서 자주 소개했던 팔 마사지와 비슷한 원리로, 고수압이 발바닥의 근막과 근육에 압력을 줘서 긴장을 풀고 순환을 도와주는 방식입니다.

몸을 계속해서 써온 사람들, 통증을 오래 앓아온 사람들은 어느 정도 '직관'이 생깁니다. 어떤 상황에서 더 아팠는지, 어떻게 했을 때 괜찮아졌는지를 몸으로 기억하고 있거든요. 수많은 경험과 시행착오를 통해 만들어진 것이기 때문에 때로는 약보다 효과가 좋습니다. 어떤 분들은 종종 아주 뛰어난 통찰을 보여줍니다. 누가 시키지 않아도 자연스레 자기 몸을 살피고, 통증의 원인을 찾고, 이런저런 방법을 시도하죠.

문제는 직관이 때로는 위험할 수도 있다는 겁니다. 아무런 효과를 못 보거나 오히려 통증이 악화되는 경우도 생기거든요. 그래서 저는 통증에 대한 올바른 정보를 더 많은 사람과 나누고 싶었습니다. 그동안 환자분들께 수없이 반복해 설명했던 이야기들, 진료실 밖에서도 수시로 질문받았던 것들, 그리고 저 자신이 오랫동안 고민하고 연구했던 통증의 원리를 한 권의 책으로 정리해보자 마음

먹었습니다.

일상생활에 지장이 갈 정도로 통증이 심한 분만을 위해 쓴 책이 아닙니다. 아픔을 대수롭지 않게 넘기면서도 '왜 계속해서 여기가 아프지?' 하고 불안해하는 분께도 도움을 주기 위해 쓴 책입니다. 병원에 여러 번 갔는데 정상이라는 소리만 듣고 돌아온 분, 진단명은 나왔으나 아무리 치료해도 좀처럼 나아지지 않는 분, 진통제 없이 살고 싶은 분, 내 몸을 좀 더 잘 이해하고 싶은 모든 분을 위한 책입니다.

설명서를 읽지 않고 기계를 사용하면 고장이 잦듯, 우리 몸도 어떻게 써야 하는지를 알아야 아프지 않게 잘 쓸 수 있습니다. 몸의 상태를 읽고 이해하고 필요한 대응을 할 수 있다면 아파도 더는 겁나지 않습니다.

무병장수, 요즘에는 틀린 이야기입니다. 오히려 일병장수가 맞는 말입니다. 어디 한 군데도 아프지 않은 사람은 몸이 보내는 신호를 무시하기 쉽습니다. 작은 증상에도 민감하게 반응하며 몸을 살피는 사람이 결국 더 오래 건강을 지키기 때문입니다.

《아플 때 꺼내 보는 통증 백과》는 몸이 보내는 신호인 통증을 읽을 수 있게 도와줄 '내 몸 사용설명서'입니다. 책에 통증 관리 방법을 그림으로 상세하게 담았습니다. "이렇게 관리해보세요"의 QR코드를 스캔하면 정확한 동작이 담긴 영상으로도 확인할 수 있습니다. 영상 촬영과 편집을 맡아준 임영선 PD에게 감사를 전합니다. 이 책이 원인 모를 통증 때문에 막막한 많은 사람에게 작은 빛이 되길 바랍니다. 그리고 그들이 오래된 통증에서 해방되어 다시 걷고 일하고 웃는 평범하지만 소중한 일상으로 돌아갈 수 있기를 소망합니다.

저는 책을 통해 의학을 배우기 시작했지만 진짜 스승은 늘 제 앞에 있던 환자분들이었습니다. 그분들의 이야기를 듣고 몸을 살피고 함께 나아가며 진짜 의학을 배웠습니다. 모든 환자분들께 깊이 감사드립니다.

마지막으로 진료, 집필, 촬영에 늘 바쁘기만 한 아빠이자 남편이지만 늘 한결같이 지지해주는 소중한 가족들에게 사랑과 감사를 전합니다.

김학조

차례

4장 통증이 알려주는 몸과 마음의 상태

5장 집에서는 이렇게 관리하세요

ENCYCLOPEDIA OF
PAIN

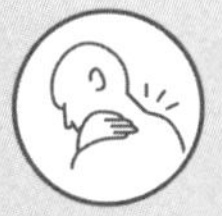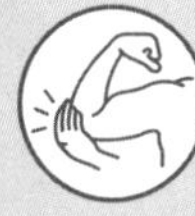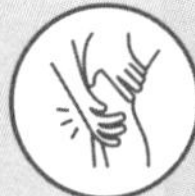

1장

통증은
몸이 보내는 경고

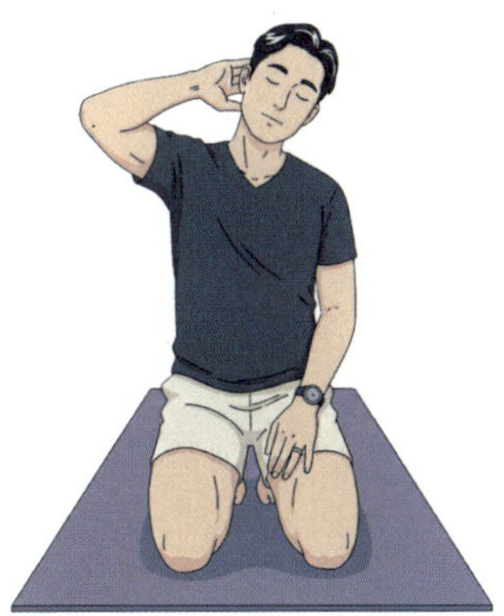

몸은 늘 말하고 있다

"아이고, 찌뿌둥하네.""요 며칠 무릎이 좀 시큰하네."

중년이 되면 하루에도 몇 번씩 입버릇처럼 하는 말이죠. 그런데 평소 자잘한 통증을 반복적으로 경험하는 분들은 대개 대수롭지 않게 넘깁니다. '조금 쉬면 낫겠지' '피곤해서 그런가 보다' 하면서요. 하지만 무심하게 넘긴 그 통증이 사실은 몸이 보낸 신호일 수 있습니다.

통증은 자동차의 경고등과 같습니다. 엔진에 이상이 생기면 계기판에 불이 들어오듯, 우리 몸은 뭔가 잘못되고 있다는 것을 통증으로 알려줍니다. 처음에는 가끔씩 참을 만한 강도로 은근하게 전달됩니다. 분명히 아프긴 한데 병원에 갈 정도는 아닌 것 같고, 그렇다고 무시하기에는 마음 한구석이 찜찜한 그런 애매한 통증이죠. 기능에는 큰 이상이 없어 보이지만 사실은 몸의 균형이 무너지고 있는 것입니다.

퇴근 무렵이면 항상 허리가 뻐근하다는 50대 직장인 환자분이 진료실에 들어왔습니다. 엉덩이가 당기고 다리까지 찌릿찌릿한 느낌이 들어 병원에서 MRI까지 찍어봤지만 별 이상 없다는 결과가 나왔다고 했습니다. 통증의 원인은 허리와 엉덩이 주변 근육이 긴장하면서 틀어진 자세였습니다. 몸이 '이대로 방치하면 더 안 좋아질 거야' 하고 보내는 신호였던 거예요.

많은 사람이 이런 신호를 무시하거나, 반대로 너무 겁을 먹습니다. '혹시 큰 병은 아닐까?' '디스크일지도 몰라' 하며 걱정합니다. 자동차 계기판에 잘 모르는 신호가 뜰 때, 신호를 보고도 무시하거나 지나치게 걱정하는 것처럼 말이죠. 그 의미를 잘 알지 못하기 때문에 벌어지는 일입니다. 이때 신호의 의미를 정확히 알고 있다면 대응할 수 있습니다. 그래서 내 몸이 보내는 신호를 정확히 이해하는 것이 중요합니다. 우리는 평생 몸과 함께 살아가지만 죽는 순간까지도 자신의 몸에 대해 잘 모르는 경우가 많습니다.

제가 이 책에서 말하는 '몸의 언어를 읽는다'는 것은 단순히 통증의 위치나 강도를 확인하는 게 아닙니다. 언제 아픈지, 어떨 때 통증이 더 심해지는지, 통증 외에 다른 증상은 없는지 등을 종합적으로 살피는 것을 의미합니다. 아이가 울 때 단순히 울음을 그치게 하는 게 아니라 왜 우는지 이유를 찾아보는 부모처럼요.

중년 이후의 통증은 대부분 단순한 근육통이 아닙니다. 생활 습관, 자세, 스트레스, 수면의 질 등 다양한 요소가 복합적으로 얽혀서 나타나는 경우가 대부분입니다. 그러니 단순히 증상을 잠시 눌러주는 진통제로는 해결할 수 없습니다. 약을 자주 복용하는 것은 오히려 몸이 보내는 중요한 메시지를 덮어버리는 셈입니다.

통증을 대하는 올바른 자세는 '경청'입니다. 내 몸을 살피고 평소와 다른 느낌이 있다면 그 차이를 기록해보세요. 통증이 주로 느껴지는 시간 또는 어떤 자세나 행동 후에 통증이 심해지는지 등을 체크합니다. 이렇게 사소한 신호까지 하나하나 적어보는 습관이 훗날 큰 병을 예방하는 데 큰 도움이 됩니다. 그러니 아플 때는 겁내거나 무시하지 말고 먼저 몸의 말을 들어주세요. 그것이 100세 건강으로 가는 첫걸음입니다.

몸은 처음엔 작은 신호를 보냅니다. '좀 무리했네, 오늘은 쉬자' 하는 투정이죠. 그런데 우리가 이걸 무시하면 몸은 점점 목소리를 높입니다. 처음엔 뻐근한 느낌이었다가 찌릿한 느낌이 되고 나중엔 움직일 수 없을 정도로 아파지기도 합니다. 사람들은 결국 병원에 실려오고 나서야 '방치하면 안 되는 통증이었구나' 하고 뒤늦게 깨닫습니다. 병원을 찾아오는 환자분들 중에 종종 "이 통증이 큰 병의 전조인가요?" 하고 물어보는 분들이 있습니다. 물론 그럴 수도 있습니다. 그런데 통증을 느낀다는 것은 아직 몸이 살아있고 스스로 회복하려는 힘이 있다는 뜻입니다. 더 중요한 사실은 몸이 반응하고 있기에 아직 손쓸 수 있다는 것이죠.

가장 무서운 것은 암처럼 아무런 통증 없이 병이 진행되는 경우입니다. 초기에 통증이 없기 때문에 발견이 늦고 치료 시기를 놓치는 일이 흔합니다. 통증은 피할 대상이 아니라 몸을 돌볼 수 있는 '기회'입니다. 지금 어디가 아픈가요? 무릎이 찌릿하거나 어깨가 뻐근하거나 허리를 펴기 힘들진 않나요? 그렇다면 꾹 참지만 말고 그 통증이 어떤 이야기를 하고 있는지 들어보세요. 내 자세가 잘못됐는지, 평소에 어떤 동작을 무의식적으로 반복하고 있는지, 어떤 감정이 몸을 무겁게 만들고 있는지 말입니다.

통증을 느끼는 것은 불편합니다. 하지만 그 불편함 덕분에 우리는 건강을 돌볼 수 있습니다. 이 책이 알다가도 모르겠는 통증을 이해하는 데 작은 힌트가 되었으면 합니다. 지금 이 순간부터는 내 몸의 경고등을 무시하지 않기로 다짐해보세요.

시간이 지나면 나을 거라는 착각

"그냥 두면 낫겠지"라는 말 얼마나 자주 했나요? 어깨가 뻐근할 때도 허리가 욱신거릴 때도 무릎이 시큰할 때도 우리는 괜찮아질 거라고 치료를 미룹니다. 특별히 다친 것도 아니고, 병원에 가기엔 애매하고, 바쁜 일정 속에서 시간 내기도 쉽지 않으니까요. 시간이 지나면 저절로 괜찮아질 거라 믿고 싶은 마음, 이해합니다. 저 역시 그랬고 많은 분들이 그런 과정 끝에 병원을 찾곤 합니다.

며칠 지나면 괜찮아진다고요? 정말 괜찮아진 걸까요, 아니면 몸이 그 통증에 익숙해진 걸까요? '적응한 것'과 '회복한 것'은 전혀 다른 이야기입니다. 겉으론 괜찮아 보여도 속에선 상처가 곪는 중일 수도 있습니다. 특히 반복적으로 나타나는 통증, 시간이 지나도 위치나 강도가 크게 변하지 않는 통증은 더더욱 그렇습니다. 결코 시간이 해결해주진 않습니다.

　만성 통증으로 진료실을 찾는 분들을 보면 공통점이 있습니다. 바로 엄청난 참을성을 갖고 있다는 것입니다. '누구나 이 정도는 아픈 거지' '시간 지나면 나아지겠지' 하고 처음에는 며칠, 그다음에는 몇 달, 결국 몇 년을 참으며 병을 키웁니다. 큰 문제가 없다면 대부분의 통증은 보통 2주 이내 사라집니다. 2주 이상 지속된 통증은 몸이 제대로 회복하지 못한다는 신호이며 계속 반복될 가능성이 큽니다. 심지어 연결 부위에 2차 통증을 유발할 수도 있습니다.

　아픈 지 3년째라며 진료실을 찾아온 60대 어머님의 무릎 통증은 대수롭지 않은 발목 통증에서 시작됐습니다. 비가 온 날 평소 자주 다니던 등산길에서 미끄러져 발목을 접질렸고, '괜찮아지겠지' 하며 넘어간 것이 화근이었죠. 발목 통증은 차츰 가라앉는 듯했지만 한 달이 지났는데도 지속됐습니다. 어머님은 그 상태로 일상생활을 지속했고, 6개월 정도 지났을 때부터 무릎에 통증을 느끼기 시작했습니다. 그 상태로 3년이 지난 뒤에 저를 찾아왔을 때는 평지만 걸어도 무릎이 시큰거리고, 바닥에 양반다리로 앉기 힘든 지경이었습니다. 이렇게 '시간이 지나면 낫겠지' 하고 무심코 넘기다가 작은 통증이 큰 통증으로 이어지는 경우를 참 많이 봅니다.

　옛날에는 아픔을 잘 참는 게 미덕처럼 여겨졌죠. 하지만 우리 몸은 참으면 알아서 회복되는 대상이 아니라, 적절한 시기에 '돌봄'을 요하는 존재입니다. 통증이 나타났다는 건 돌봄이 필요한 순간이라는 뜻입니다. 몸이 '이대로는 안 되겠어' 하고 건네는 말을 무시하지 말고 들어주세요. 몸의 상태를 꼼꼼히 살피고 쉴 땐 확실히 쉬어야 합니다.

그냥 시간이 지나면 나아질 거라는 태도는 이제 버리셨으면 합니다. 대신에 '왜 아프기 시작했을까?' '내가 뭘 잘못했을까?' '지금 몸이 뭘 필요로 하고 있을까?' 하고 생각하는 습관을 들여보세요. 그게 바로 내 몸을 지키는 첫걸음입니다. 우리 몸은 참 똑똑하고 솔직합니다. 단지 우리가 귀를 기울이지 않았을 뿐이죠.

염증성 통증
: 몸의 정비 시스템을 가동한다

환자분들이 많이 하는 질문 중 하나가 "이거 염증인가요?"입니다. 많은 분이 통증은 곧 염증이라는 생각에 치료법으로 염증을 없애는 '소염', 통증을 없애는 '진통鎭痛'을 흔히 떠올리곤 합니다. 하지만 우리가 접하는 통증은 염증만 있지 않습니다. 통증은 크게 염증성 통증, 기능성 통증, 연관통, 이렇게 3가지로 분류할 수 있습니다. 각 통증의 특징을 한번 살펴보겠습니다.

염증성 통증은 말 그대로 몸 안에서 불이 난 것 같은 상태입니다. 예를 들어 삐끗한 발목을 상상해보세요. 점점 부어오르고 만지면 열감이 느껴지죠? 몸이 '이곳에 상처가 났으니 고쳐야 해!' 하며 스스로 수리하는 과정에서 붓고 열이 납니다. 즉 염증 반응은 우리 몸의 정비 시스템이 작동한다는 신호죠.

염증성 통증의 특징

– 해당 부위가 빨갛게 부어오른다.
– 열감이 있고 맥동하는 느낌이 든다.
– 손으로 누르면 찌릿하거나 욱신거린다.
– 어딘가 부딪힌 충격, 상처를 통한 감염 등 원인이 명확한 편이다.

염증성 통증 예시

– 감기에 걸려서 목 안이 붓고 아프다.
– 무릎을 어딘가에 세게 부딪힌 뒤에 붓고 통증이 느껴진다.
– 발목을 삐끗한 뒤에 붓고 통증이 느껴진다.
– 손가락 관절염이나 테니스 엘보가 있다.

마찰을 해결해야 염증을 잡는다

염증성 통증은 원인을 해결하면 자연스럽게 사라집니다. 하지만 방치하면 만성 염증으로 발전할 수 있습니다. 염증성 통증의 상당수는 '마찰'로 발생합니다. 삐끗하면서 생긴 허리 통증, 손가락을 많이 사용해서 발생한 관절염, 때로는 두통까지도 해당 부위와 연결된 근육의 과긴장과 그로 인한 마찰이 원인입니다. 물론 통풍 같은 염증성 통증은 약을 먹어 염증을 없애는 것이 중요합니다. 하지만 우리가 겪는 근골격계 통증의 대다수는 근육의 긴장을 풀어주면 마찰이 줄어들어 자연스럽게 염증이 사라집니다.

진료실에 찾아온 20대 여성 환자분이 "아침마다 손이 뻐근하고 마디마디가 아파 죽겠어요"라고 하소연했습니다. 3개월 전부터 증상이 있었다는 환자분은 다른 병원에서 손가락 관절염 진단을 받고 한 달간 소염 진통제를 복용한 상태였습니다. 처음에는 진통제가 효과 있는 듯싶더니 다시 손가락 마디 통증이 시작됐고 결국 저를 찾아온 것이었습니다.

관절염의 '염'은 염증을 뜻하며, 관절염은 관절 마디에 염증이 생겼다는 의미입니다. 이 통증의 원인이 단순히 염증 자체라면 소염 진통제만으로 완치가 되어야겠죠. 하지만 여러 연구에서 밝혀진 바와 같이 소염 진통제는 일시적으로 통증을 완화할 수 있지만 궁극적인 해결법은 아닙니다.[1] 손가락 관절에 염증을 만든 근본적 원인인 마찰을 해결하는 것이 중요합니다.

환자분께 통증이 시작된 시점을 물었더니 프랜차이즈 식당에서 주방 아르바이트를 하고 난 후부터라고 했습니다. 조리 도구를 쥐었다 폈다 하거나 손으로 식기를 움켜잡고 누른 상태에서 수세미로 깨끗이 닦는 것이 주 업무였고, 일을 시작한 지 약 두 달 만에 손가락 마디가 욱신거리기 시작했다고 합니다.

이처럼 손에 자주 힘을 주면 손가락을 움직이는 근육이 과도하게 긴장하면서 손가락 마디를 좁히는 견인력이 발생합니다. 그러면 뼈와 뼈 사이가 좁아지고 마찰이 커지며 염증과 통증으로 이어집니다.[2] 손가락 신전근의 과도한 긴장이 염증의 원인이므로, 팔에 있는 이 근육을 치료해줘야 합니다. 그러면 근육의 긴장과 손가락 관절의 마찰이 줄어들어 결과적으로 염증도 없어집니다.

접질려서 퉁퉁 부어오른 발목 통증 또한 비슷한 원리입니다. 이렇게 부어오른 염증성 통증에 침치료가 효과적인 이유는 발목 부위 인대와 근육을 치료하여 근육의 마찰을 줄이기 때문입니다. 환자분은 한 달 동안 침치료를 받았고 손의 통증은 완전히 없어졌습니다.

기능성 통증
: 신호는 있는데 문제가 안 보인다

기능성 통증은 자동차에 경고등이 켜졌는데 특별히 고장 난 부분이 눈에 보이지 않는 상황과 같습니다. MRI나 엑스레이를 찍었을 때 결과상에 아무 이상이 없는데도 통증이 계속 느껴지는 경우죠.

기능성 통증은 평소의 생활 습관과 스트레스와 관련이 있습니다. 그러므로 기능성 통증을 없애는 열쇠는 '잘못된 습관을 바로잡는 것'입니다. 만성 통증의 대부분이 이런 기능성 통증이죠. 진통제를 먹어도 잠시뿐이고, 처음에는 왼쪽이 아팠다가 오른쪽으로 통증이 이동하는 듯하다면 기능성 통증을 의심해야 합니다.

기울어진 체형은 기능성 통증을 유발합니다. 구부정한 어깨, 일자목, 틀어진 골반 등은 힘을 한쪽으로 쏠리게 만들고 이런 상태로 장시간 몸을 쓰면 기능성 통증이 심해집니다. 체형의 불균형을 해

소하면 통증도 줄어든다는 것은 이미 임상적으로도 연구로도 많이 알려져 있습니다.[3]

기능성 통증의 특징

- 검사상 이미지에 특별한 이상이 없다.
- 통증이 선명히 느껴지고 오래 가는 경우가 많다.
- 근육이나 신경 문제, 심리적 스트레스 등 원인이 복합적이다.

기능성 통증의 예시

- 오래 앉아 있거나 스마트폰을 본 뒤에 목과 어깨가 뻐근하고 당긴다.
- 특별히 다친 적은 없는데 허리가 자주 욱신거리거나 찌릿하다.
- 스트레스를 많이 받은 이후로 목 뒤쪽이 당기고 두통이 동반한다.
- 잠을 설친 다음 날, 몸 여기저기가 번갈아가며 아프다.

보상 작용이 아픔을 만든다

팔꿈치가 아프다며 50대 여성분이 내원한 적이 있습니다. 팔꿈치는 안쪽이 아픈지, 바깥쪽이 아픈지에 따라 '골프 엘보'와 '테니스 엘보'로 분류합니다. 주로 골프나 테니스를 많이 하는 분들이 걸리기에 그런 이름이 붙었지만, 골프와 테니스를 하지 않는 분들께도 많이 나타나는 증상입니다. 골프 엘보는 팔을 굽혀서 몸 쪽으로 구부리는 동작에서 특히 불편한 느낌이 듭니다. 환자분은 팔꿈치 안쪽에 통증을 느끼는 골프 엘보였습니다. 통증이 시작된 지 벌써 몇 달째, 물건을 들거나 몸통 쪽으로 무언가를 당길 때 통증이 있고, 심할 때는 세수하는 동작만으로도 자극이 있다고 했습니다.

골프 엘보가 있으면 처음에는 환자분처럼 물건을 들 때나 당길 때 아픔이 느껴지다가 심해지면 일상 속에서 통증이 빈번해집니다. 그리고 이 단계를 넘어서면 가만히 있어도 팔꿈치에 통증이 느껴지죠. 다행히 환자분은 움직이지 않는데도 아픈 정도는 아니었습니다. 하지만 2년 전 오십견이 온 이후로 어깨 가용 범위가 줄어들어 팔을 쭉 곧게 폈을 때 들지 못하는 상태였습니다.

자동차는 수많은 부품으로 이뤄졌지만 하나의 부품이 망가진다고 해서 옆의 다른 부품이 도와주지는 않습니다. 그러므로 부품이 하나만 심각하게 망가져도 자동차가 멈춰 서는 일이 발생할 수 있습니다. 하지만 몸이라는 정교한 기계는 우리의 몸 전체가 멈추는 일을 막기 위해 아주 영리하게 작동합니다. 그 과정에서 나타나는 것이 바로 '보상 작용'입니다. 한 부위가 제 기능을 다하지 못하면 그와 연관된 다른 곳이 이를 대신해 움직이려는 것이죠. 하지만 연관된 부위를 과도하게 사용하면 결국 통증을 일으킵니다.

어깨를 움직일 수 있는 가용 범위가 줄어들면 물건을 집거나 당길 때 어깨가 수행하는 역할까지 팔꿈치가 보완합니다. 그 과정에서 근육이 과도하게 사용되면서 팔꿈치 통증이 생길 수 있습니다. 물론 모든 골프 엘보가 이렇게 생기는 것은 아닙니다. 하지만 만성적인 골프 엘보의 대다수가 어깨 문제에서 시작합니다. 환자 분은 두 달간 어깨와 팔꿈치 치료를 동시에 받으며 정상적인 상태 로 돌아올 수 있었습니다. 덤으로 오십견 후유증까지 완전히 치료 했습니다.

연관통
: 엉뚱한 곳에서 신호를 보낸다

연관통은 아픈 부위를 정확히 파악하기 어렵습니다. 통증을 느끼는 부위와 실제 문제가 있는 곳이 일치하지 않기도 합니다. 통증 부위만 보고 판단하면 근본적 원인을 놓치기 쉽기 때문에 반드시 연결망 전체를 함께 진단해야 합니다. 실제로 임상에서 어깨 문제로 인해 팔꿈치가 아프거나 엉덩이 속 깊은 근육의 긴장 때문에 다리가 저린 경우처럼 '문제는 A인데 통증은 B에서 느껴지는' 전형적인 패턴을 자주 만납니다. 그래서 통증이 느껴지는 부위뿐만 아니라, 그 신호를 만들어낸 근육, 관절, 신경의 흐름 전체를 살펴보고 원인을 찾아내는 작업이 중요합니다.

이럴 땐 '왜 팔이 아픈가?'에 집중하지 말고, 연결된 부위인 목이나 허리를 함께 살펴봐야 합니다. 목이라는 출발점에서 시작해 손끝까지 이어진 신경은 서울에서 부산까지 이어진 고속도로에 비유할 수 있습니다. 우리는 흔히 손이 저린 연관통이 느껴지면 근처 부위만 진단하는 데서 그칩니다. 마치 부산까지 도착하는 시간이 지체된 이유를 모조리 서울 톨게이트에서 찾는 것과 같습니다. 서울이 아니라 용인이나 천안쯤에서 막히고 늦어질 수도 있는데 말입니다. 따라서 신경과 근육의 길을 따라 전체 지도를 보듯 접근해야 비로소 통증의 출발점을 정확히 찾아낼 수 있습니다.

다리 연관통의 대표적인 원인은 '이상근증후군'입니다. 이상근이라고 하는 근육이 신경을 누르는 증상인데, 허리 디스크로 오인해 애꿎은 디스크 치료에 목매는 경우가 많습니다. 허리 디스크가 실제로 있더라도 통증의 핵심 원인이 이상근일 수 있다는 점을 모르기 때문이죠.

목에서도 이런 일이 종종 있는데, 바로 '경견완 증후군'입니다, 경頸, 견肩, 완腕이란 각각 목, 어깨, 팔이란 뜻으로, 이 세 부위가 저리고 아프기 때문에 목 디스크로 자주 오해받습니다. 사실은 목 디스크가 아니라 목의 신경이 내려오는 경로에 있던 근육이 굳어서 신경을 누르고 있는 것이죠. 신경은 목 디스크로 인해 눌리든, 주변 근육에 눌리든 동일한 증상이 나타납니다.

많은 사람을 괴롭히는 가장 흔한 통증은 무엇일까요? 염증성 통증일 것 같지만 사실 가장 만성적으로 자리 잡는 것은 대부분 기능성 통증입니다. 처음에는 염증성 통증으로 시작했다가 기능성 통증까지 더해지는 일도 있습니다. 가령 처음에는 발목이 붓고 아프다가 시간이 지나면서 무릎까지 아파지는 경우가 그렇습니다. 발의 불편감 때문에 걷는 자세가 바뀌면서 무릎에 부담이 가해져 기능성 통증이 추가된 것이죠. 이때 스테로이드 주사나 진통제처럼 일시적으로 통증만 가라앉히는 방법으로는 치료 효과를 보기가 어렵습니다. 무릎 통증은 걷는 자세를 바로잡아야 없어질 수 있습니다.

　겉으로 보기에는 모두 '통증'이라는 같은 이름을 달고 있어도, 그 원인과 올바른 해결책은 다릅니다. 같은 무릎 통증이라도 누군가는 염증, 누군가는 걸음의 불균형, 누군가는 골반의 기울기나 허리 문제가 원인일 수 있습니다. 따라서 통증의 종류와 원리를 정확히 이해하는 것이 무엇보다 중요합니다. 그래야만 그 통증이 어디서 시작됐는지, 왜 악화됐는지, 어떻게 치료해야 재발하지 않는지를 판단할 수 있고, 장기적으로는 자신의 몸을 훨씬 더 잘 관리할 수 있습니다.

통증의 뇌과학, 실제와 감각의 괴리

통증을 오래 앓는 분 중에는 병원 검진에서 특별한 이상이 없다는 말을 듣는 경우가 많습니다. 그런데도 왜 통증은 계속되고 점점 더 예민하게 느껴질까요? 이럴 때 우리가 꼭 알아야 할 게 하나 있습니다. 바로 뇌가 통증을 어떻게 느끼는지입니다.

통증이 심해지면 점점 그 부위를 건드리지 않아도 아프고, 심지어 다른 곳까지 욱신거리는 느낌을 받을 수 있습니다. 이는 단순히 해당 부위가 문제라기보다 뇌가 아픔을 기억하고 확장해서 느끼기 시작한 단계라고 볼 수 있습니다. 이런 상태를 '중추감작central sensitization'이라고 하는데, 뇌와 척수 같은 중추신경계가 통증 신호에 비정상적으로 민감해져 작은 자극에도 과도한 아픔을 느끼는 상태를 말합니다.

쉽게 말해 뇌가 통증에 민감해졌다는 뜻입니다. 마치 평소에 누가 문을 세게 두드려서 깜짝 놀라던 사람이 점점 작은 노크 소리에도 벌떡 놀라 일어나는 것과 같아요. 뇌가 통증에 너무 예민해지다 보면 작은 자극도 크게 받아들이는 거죠.

여기에 감정이 더해지면 상황은 더 복잡해집니다. 우울하거나 불안할 때, 인간은 통증을 더 심하게 느낍니다. 그런 감정 상태는 뇌에서 통증을 조절하는 회로를 더 예민하게 만듭니다.[4] 그래서 급격하게 많은 스트레스를 받거나 우울감이 심한 사람은 더 쉽게 통증을 느끼고, 그 통증이 쉽게 가시지 않는 것을 경험합니다. 몸에서 시작된 통증이지만 실제로는 '뇌'에서 더 크게 증폭되고 있는 상황이라고 할 수 있습니다.

이때는 단순히 통증 부위만 치료하는 것으로는 충분하지 않아요. 뇌가 예민해진 이유를 파악하고 스트레스를 풀어줘야 합니다. 예를 들어 따뜻한 차를 마시며 잠시 머리를 비우거나 스트레칭으로 굳은 근육을 풀어주거나 밤에 푹 잘 수 있게 환경을 바꿔봅니다.[5] 그렇게 조금씩 뇌가 통증을 과도하게 느끼지 않도록 다시 훈련해 나가는 과정이 도움을 줍니다.

오래된 통증이 큰 병의 전조 증상은 아니다

"선생님, 이거 혹시 암일까요?"

이런 질문 뒤엔 두려움이 숨어 있습니다. 지금 느끼는 통증이 단순한 근육통이 아니라 혹시 몸속 어딘가에서 아주 심각한 병이 자라고 있는 건 아닐까 하는 걱정이죠. 통증이 길어질수록 불안은 불어납니다. 통증이 '오래' 간다고 해서 반드시 큰 병은 아닙니다. 두려움을 키우는 건 통증 그 자체가 아니라 그 이유를 모르는 데서 오는 막막함이죠. 이제부터는 그 막막함을 하나씩 걷어내고, 통증의 진짜 얼굴을 차분히 들여다보려 합니다.

30대 남성 환자분이 진료실에 발을 절뚝이며 들어왔습니다. 환자분은 1년 반 전에 사고로 발가락과 발등 뼈에 골절이 생겨 깁스했던 이력이 있었죠. 뼈는 이미 다 붙었지만 여전히 발을 땅에 딛기 어렵고 다리를 절뚝거릴 정도로 통증이 심하다고 했습니다. 또 그로 인해 직장을 그만두면서 무직 생활을 한 지 1년이 넘었다며 속상해했습니다. 환자분은 이렇게 오래가는 통증이라면 분명 뼈에 문제가 생겼거나 큰 병의 징후라고 걱정했죠. 하지만 실상은 그렇지 않았습니다.

환자분이 느끼는 통증의 원인은 '지간근'이라는 발가락 사이 근육의 문제였습니다. 뼈가 부러질 때 그 뼈에 붙은 근육들도 함께 손상을 입었고 '근육 단축'이 생긴 것입니다. 근육 단축이란 원래 길이보다 근육이 짧아지고 굳어버리는 것을 말합니다. 오래 묶인 고무줄이 점점 줄어들고 딱딱해지는 것처럼요.

흔히 뼈가 근육보다 강하다고 생각하지만 사실은 그렇지 않습니다. 근육은 뼈보다 더 복잡하고 반복적인 움직임에 더 민감하며, 한 번 크게 손상을 입고 제대로 회복하지 못하면 오랜 시간 통증을 유발합니다. 특히 사고 후 통증이 계속된다면 뼈 자체보다 그 뼈에 붙어 있는 근육이 아직 회복되지 않았을 가능성이 큽니다. 뼈는 두세 달이면 붙지만 손상된 근육은 치료하지 않으면 수년을 괴롭힙니다. 이런 문제는 엑스레이나 MRI에도 잘 나타나지 않아 진단이 어려운 경우가 많아요.

이렇게 통증의 '맥락'을 잘못 짚으면, 실제로는 큰 병이 아닌데도 고통과 불안에 시달릴 수 있습니다. 오랜 시간 고생하던 환자분은 결국 통증의 근본적 원인이었던 발가락 사이 근육을 두 달 동안 제대로 치료하고 나서 평온한 일상으로 돌아갈 수 있었습니다.

자주 아픈 부위, 통증이 유독 심해지는 상황 등을 하나씩 파악해야 내 몸과 대화하는 힘이 생깁니다. '오늘 손목이 아픈 건 어제 무리해서 타자를 오래 쳤기 때문일까?' '요즘 허리가 뻐근한 이유는 잠자리를 바꿔서일까?' 하고 통증의 이유를 유추하는 습관이 필요합니다. 몸을 이해한다는 것은 곧 나 자신을 더 깊이 아는 일과 같습니다. 더 이상 이유 모를 통증에 겁먹지 않아도 됩니다. 이제 여러분은 아프면 "왜?"라고 물을 수 있는 사람이니까요.

ENCYCLOPEDIA OF
PAIN

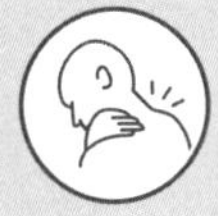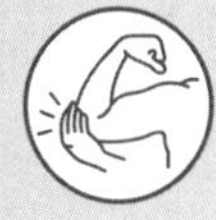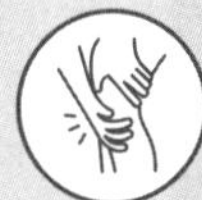

병원에 가기 전에 이것은 꼭 알아두세요

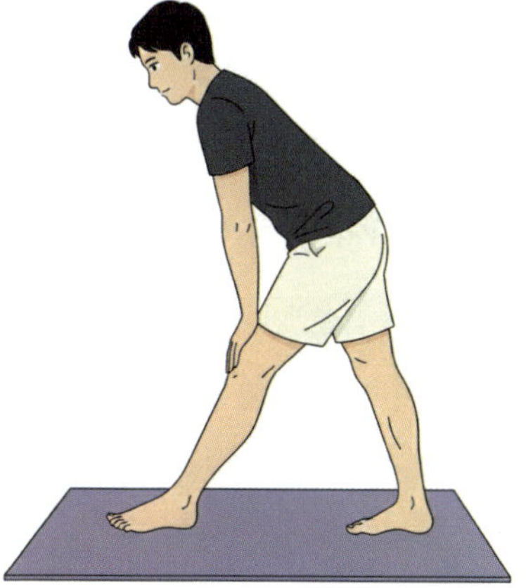

엑스레이, MRI로는
모든 원인을 알 수 없다

병원에 가면 가장 많이 듣는 말이 "일단 찍어보시죠"입니다. 엑스레이, MRI, CT… 우리는 이런 검사를 받으면 내 몸에 무슨 문제가 있는지 명확히 알 수 있을 거라고 기대합니다. 마치 카메라가 몸속을 샅샅이 훑어주는 것처럼 말이죠. 그래서 "별다른 이상이 없습니다"라는 검사 결과가 나와 당황하기도 합니다. 분명히 아픈데 정상이라니, 믿기지 않는 이야기죠. 영상 검사만으로는 통증의 정확한 원인을 찾기 어려울 때가 있습니다.[1]

"원장님 만나려고 지하철을 한 시간 동안 타고 왔어요" 하며 연세가 지긋하신 아버님이 진료실로 들어왔습니다. 걸어 들어오는 모습이 뭔가 불편해 보여서 유심히 살펴보았습니다. 환자분은 의자에 앉으면서도 한쪽 다리를 어찌하지 못해서 쩔쩔맸습니다. 환자분은 왼쪽 다리가 저린 지 6개월이 넘었고, 병원에서 MRI를 찍어봤더니 협착이 조금 있을 뿐 별다른 이상이 없다는 결과를 들은 상태였습니다.

엑스레이는 주로 뼈를 보는 검사고, MRI는 뼈와 인대, 디스크, 신경 같은 구조를 더 자세히 보여줍니다. 아주 유용한 검사들이지만 중요한 것이 하나 빠져 있습니다. 바로 근육입니다. 허리, 어깨, 손목, 발바닥, 두통, 심지어 복부까지, 우리가 일상에서 겪는 통증 대부분이 근육 문제에서 시작하는 경우가 많습니다.

근육은 움직일 때마다 수축하고 이완하면서 우리 몸을 지탱하고 움직입니다. 그런데 같은 근육을 반복해서 쓰거나, 잘못된 자세로 오래 앉아 있거나, 스트레스가 쌓이면 근육 단축이 생깁니다.

짧아지고 굳은 근육은 주변 조직을 누르고 당기며 통증을 만들어냅니다. 손목터널증후군, 알고 보면 팔 근육의 단축이 원인일 수 있습니다. 족저근막염, 종아리 뒤쪽 근육이 굳어서 생기는 경우가 흔합니다. 오십견과 회전근개증후군도 어깨 주변 근육이 문제일 때가 많아요. 그런데 이런 근육 단축은 엑스레이나 MRI로는 거의 보이지 않습니다. 검사상에서 보이지 않기 때문에 '정상'으로 결과가 나오는 것이죠.

영상 검사는 순간을 '정지 화면'처럼 찍습니다. 그 모습만으로는 평소에 그 사람이 어떻게 움직이는지, 어떤 자세에서 통증이 생기는지를 알 수 없어요. 아무리 자동차 외관 사진을 잘 찍는다고 해도 시동을 걸었을 때 나는 이상한 엔진 소리나 주행 중 브레이크 이상은 알 수 없겠죠. 마찬가지입니다.

때로는 기계보다 정확한 의사의 손

다리를 아파하는 아버님을 엎드리게 하고 엉덩이 쪽에 의심되는 부분을 누르자 자지러지게 아파했습니다. 환자분은 이상근증후군을 앓고 있었습니다. 긴장된 근육이 신경을 누르며 통증이 나타나기 때문에 영상 검사에서는 병변이 보이지 않았던 것이죠. 한 연구에서는 요통 환자의 5~17퍼센트가 이상근증후군을 앓고 있으며, 디스크 수술 이후에도 증상이 지속되면 이상근증후군을 의심해야 한다고 이야기하기도 합니다.[2]

이상근증후군은 환자에게 아픈 자세를 취해보게 하고, 의사가 직접 손으로 환자의 몸을 움직이면서 의심되는 부위들을 눌러서 찾아내는 수밖에 없어 진단이 무척 까다롭습니다. 하지만 진단이 까다로워서 그렇지 허리 디스크보다 치료가 쉽고 빠르게 낫는 병입니다. 환자분께 이 질병이 왜 영상 검사에서는 보이지 않았는지 설명하자 제 두 손을 꼭 잡았습니다. 이렇게 직접 몸 이곳저곳을 눌러본 의사는 처음이라며 지금이라도 속 시원히 원인을 알게 돼서 다 나은 것만 같은 기분이라고 했습니다.

영상 검사로는 보이지 않는 부분들이 있을 수 있다는 사실을 알아둬야 합니다. 특히나 근골격계 통증은 환자의 몸에서 직접 증거를 찾아야 합니다. 범인이 현장에 단서를 남기듯, 통증은 환자의 몸에 증거를 남깁니다. 환자의 몸을 직접 만지고 눌러보고 움직이는 것은 통증 치료에서 중요한 과정입니다.

도수, 물리, 약물, 한방 치료의 특징과 장단점

병원에 가면 여러 치료법을 만납니다. 도수치료, 물리치료, 약물치료, 한의원에서는 침과 뜸, 한약치료를 하기도 하죠. 여러 가지를 병행할 때도 있습니다. 환자 입장에서는 도대체 어떤 것이 어떻게 효과적인지 헷갈리기만 합니다. 마치 서로 다른 길을 안내하는 내비게이션 음성을 동시에 듣는 기분입니다. 각 치료법이 어떤 방식으로 작용하는지, 어떨 때 어떤 치료가 도움이 되는지 알아보겠습니다.

도수치료, 손으로 몸을 읽고 교정한다

도수치료나 추나요법은 말 그대로 '손으로 직접' 치료하는 방식입니다. 숙련된 치료사가 근육, 관절, 척추의 상태를 살펴보고 손으로 누르거나 당기며 몸의 균형을 맞춰갑니다. 도수치료는 주로 물리치료사, 추나요법은 한의사가 시행합니다.

도수치료의 핵심은 몸의 움직임을 회복하는 것입니다. 어깨가 굳어서 팔이 안 올라가는 환자에겐 어깨 관절 주변 근육을 부드럽게 풀어 관절이 다시 움직일 수 있게 도와줍니다. 몸이 제대로 움직이도록 만들어 통증을 없애는 원리죠. 추나요법의 핵심은 뼈, 관절, 근육의 정렬을 바로잡는 것입니다. 추나요법에 비해 도수치료는 비용이 다소 높은 편입니다. 두 치료 모두 물리치료사나 한의사의 숙련도에 따라 효과가 다르므로 믿을 수 있는 전문가를 찾는 것이 중요합니다.

물리치료는 병원에서 가장 흔히 접할 수 있는 치료죠. 전기자극치료, 온열치료, 초음파, 견인치료 등 다양한 기계를 활용해서 통증을 줄이고 혈액순환을 돕는 방식입니다. 통증이 심하거나 수술 후 회복에 유용하고, 단기간에 부기나 뻐근함을 완화하는 데 효과적입니다.

그러나 원인을 해결하기보다는 보조적인 역할로 생각하는 것이 좋아요. 허리가 아파서 물리치료를 받으면 그날은 덜 아플 수 있지만, 다음 날 무거운 물건을 들고 잘못된 자세로 생활하면 다시 허리가 아픕니다. 물리치료는 언제까지나 임시방편이고 생활 습관을 개선하는 것이 근본적인 해결 방법입니다.

약물치료, 통증 스위치를 잠시 끈다

진통제, 소염제, 근육 이완제 등의 약물치료는 가장 빠르게 통증을 줄이는 방법입니다. 특히 급성 통증으로 밤에 잠을 못 잘 정도로 아플 때는 반드시 필요한 치료죠. 하지만 약물은 어디까지나 통증을 '조절'할 뿐이지 '해결'하는 것은 아닙니다. 냉장고 안의 음식이 상해서 냄새가 나는데 향이 센 방향제를 둔다고 해서 해결되지 않는 것과 같아요. 냄새는 잠깐 가릴 수 있지만 음식은 여전히 썩어 있는 상태죠. 약물치료만 반복하면 병이 만성화될 수 있으니 오히려 조심해야 합니다. 또한 위장 장애나 간 기능 문제 같은 부작용도 생길 수 있으므로, 장기 복용보다는 단기 사용 후 다른 치료로 넘어가는 것이 바람직합니다.

한방치료, 몸 전체의 흐름을 조절한다

한방에서는 통증을 단지 그 부위의 문제가 아니라 몸 전체 흐름에 이상이 생긴 것으로 봅니다. 무릎이 아프다고 해도 허리나 발목, 혹은 소화기 상태와도 연결 지어 증상을 살펴보죠. 침은 특정 경혈을 자극해서 근육의 긴장을 풀고 기혈의 흐름을 조절합니다. 뜸은 온열 자극을 통해 혈류를 개선하고, 한약은 체질과 증상에 맞춰 전신 상태를 조절합니다. 한방치료는 몸 전체의 균형을 되찾고 재발을 막는 데 탁월한 장점이 있어요. 또한 만성 통증, 스트레스로 인한 통증 등 복합적인 증상에 효과적입니다.[3] 하지만 효과가 빠르게 나타나지 않아 꾸준히 받아야 합니다.

치료는 경쟁이 아니라 협력

세상에서 '가장 좋은 치료'는 없습니다. 각각 강점이 있으므로 통증의 상태나 원인에 따라 알맞은 조합이 필요합니다. 중요한 건 내 몸의 상태를 읽는 힘을 기르고 나에게 맞는 방법을 찾는 것입니다. 사람은 개개인의 특성이 다 다릅니다. 체질로 어느 정도 분류를 할 수 있지만 같은 체질이라도 몸의 특징이 다르죠. 절대적으로 우세하거나 압도적인 치료법은 없습니다. 오래된 통증은 기능성 통증이 많아 일상 속에서 자세를 교정하거나 스트레칭, 운동을 병행하는 것이 더 중요합니다.

악순환을 부르는 진통제 장기 복용

진통제, 참 익숙한 단어입니다. 머리가 아플 때, 허리가 욱신거릴 때, 치통이 심할 때 우리는 자연스럽게 진통제를 찾습니다. 약국에 가면 쉽게 구할 수 있고, 병원에서도 증상이 심하면 가장 먼저 처방해주는 것이 바로 진통제입니다. 그러다 보니 통증을 오래 앓은 사람에게 진통제는 친구 같기도 합니다. 하지만 과연 이 친구와 오래오래 함께해도 괜찮을까요?

진통제는 말 그대로 '통증을 덜어주는 약'입니다. 통증을 유발하는 신호를 억제하거나 뇌가 통증을 인식하지 못하게 막아주는 역할을 하죠. 그런데 이는 불이 났는데 불을 끄기보다는 화재경보기를 끄는 셈입니다. 불이 어디서 시작되었는지는 모른 채 말입니다. 그 순간의 고통은 줄여주지만 문제를 해결하지는 않습니다.[4] 그래서 진통제를 먹으면 잠깐 좋아졌다가도 시간이 지나면 다시 아픔이 찾아오고, 또 진통제를 먹는 생활이 반복됩니다.

많은 분이 진통제를 오래 먹으면 간이 나빠진다고 걱정합니다. 미국에서는 타이레놀 과용이 급성 간부전의 원인 중 하나로 지목되기도 합니다.[5] 우리가 흔히 먹는 진통제에는 크게 2가지 종류가 있습니다. 타이레놀, 게보린, 펜잘큐 같은 '아세트아미노펜 계열'과 브루펜, 애드빌, 이지엔6 애니 같은 비스테로이드성 소염제인 '이부프로펜 계열'로 나눠집니다.

아세트아미노펜은 열을 내리고 통증을 줄여주는 약인데, 간에서 대사가 이뤄지므로 많은 양을 오랫동안 복용하면 간에 부담이 갈 수 있습니다. 반면 이부프로펜 계열은 위장이나 신장에 부담을 줄 수 있어 위염이나 위 출혈, 신장 기능 저하 등이 생길 수 있습니다.[6] 특히 공복에 복용하거나 물을 적게 마시고 복용하면 이런 부작용이 더 잘 나타납니다.

제가 진료실에서 만나는 많은 환자분들 중에는 3개월 이상 진통제를 복용하고 있는 분들이 많습니다. 대부분 만성 통증을 갖고 있으며 진통제를 먹지 않으면 일상생활이 힘들 정도로 증상이 심하다는 공통점이 있습니다. 문제는 이런 분들이 대개 진통제를 '해결책'이라고 믿는다는 것입니다.

다시 강조하지만 통증이 사라지지 않는 이유는 원인이 해결되지 않았기 때문입니다. 뿌리에 문제가 있는 식물은 잎을 자꾸 잘라준다고 해서 결코 정상으로 돌아오지 않습니다.

진통제 중 일부는 중독성이 있는 것도 있습니다. 대표적인 것이 '마약성 진통제'입니다. 의사의 처방 없이는 복용할 수 없지만 복용하기 시작하면 심리적으로 의존하기 쉽습니다. 통증에 대한 두려움이 강하면 조금만 아파도 참지 못하고 먹는 상황이 발생할 수 있죠. 이런 상황이 반복되면 몸은 더 민감해지고 통증은 더 자주 강하게 나타나는 악순환에 빠지게 됩니다. 진통제가 문제라기보다 진통제를 대하는 우리의 태도가 문제일 수도 있습니다.

통증이 느껴질 때 일단 진통제를 먹기보다는 먼저 몸이 보내는 신호를 귀 기울여 들어봅니다. '왜 지금 이 부위가 아프지?' '언제 더 심해지지?' '최근에 내가 무리한 게 있었나?' 하고 통증에 관심을 갖고 질문을 던져보세요. 그런 다음 통증의 원인을 파악하려는 노력이 필요합니다. 같은 어깨 통증이라도 담이 들린 것인지, 근막이 뭉친 것인지, 혹은 자세 문제인지에 따라 접근법이 완전히 달라집니다.

마지막으로 통증을 관리하는 습관을 만들어야 합니다. 무리하

지 않는 스트레칭, 올바른 자세, 충분한 수면, 꾸준한 운동은 진통

제보다 더 강력한 처방전입니다.

한약을 먹으면
간이 나빠진다는 오해

"한약을 먹으면 간이 나빠진다고 해서 겁나요."

이런 이야기를 진료실에서 자주 듣습니다. 한약에 대한 가장 흔한 오해이기도 합니다. 한약이 정말로 간에 나쁘다면, 수천 년 동안 왜 그렇게 많은 사람들이 먹어왔을까요? 다른 약과 마찬가지로 한약은 적절하게 사용하면 몸의 회복을 돕지만 체질이나 상태에 맞지 않게 쓰면 오히려 해가 될 수도 있습니다. 어떤 약이든 '어떻게, 누구에게, 얼마나' 사용하는지가 중요합니다.

간이라는 장기는 몸에서 '해독 공장' 역할을 합니다. 우리가 먹는 거의 모든 음식과 약은 간을 거쳐 분해되고 처리됩니다. 그러다 보니 약, 건강기능식품, 음식 모두 간에 부담을 줄 수 있어요. 한약이 문제가 아니라 간에 무리가 갈 정도로 복용하는 것이 문제입니다. 그럼에도 불구하고 한약에 대해서는 유독 '간이 나빠진다'라는 소문이 많습니다.

최근 아주 의미 있는 연구가 있었습니다. 서울대학교 보건대학원과 단국대학교 의과대학 연구진이 국민건강보험공단의 대규모 진료 데이터를 분석한 결과, 한약을 복용한 사람들과 복용하지 않은 사람들 간의 간 손상 발생률에는 큰 차이가 없었습니다.[7] 오히려 일부 양약 복용군에서 간 수치 이상이 더 자주 나타났다는 내용도 있었죠. 이 연구는 672,411명을 대상으로 한 빅 데이터 분석 연구입니다.

또 10곳의 한방병원에 입원한 환자 1,001명을 대상으로 한방 약물을 투여 후 간 기능을 주기적으로 측정한 전향적 연구도 있습니다.[8] 이 연구에서 1,001명의 환자 중 간 손상(Herb-Induced Liver Injury)으로 판정된 케이스는 약 0.6퍼센트인 6명에 불과했습니다. 이외에도 많은 사람을 대상으로 한 신뢰도 높은 연구 결과들이 한약으로 인한 간 손상 발생 확률이 매우 낮다는 것을 보여줍니다.

중요한 것은 약재의 종류와 양

한약 때문에 간 수치가 올랐다는 사례는 한약 자체보다도 무자격자가 만든 '불법 한약'이나 정체를 알 수 없는 약재가 섞인 보약, 혹은 여러 약을 무분별하게 섞어 먹으면서 생긴 부작용인 경우가 많습니다. 우유를 마시고 배탈이 났다고 해서 우유를 전부

나쁘다고 하지는 않죠. 유당불내증이나 유제품 알레르기가 있는 게 아니라면 대부분은 문제 없이 우유를 마십니다. 한약도 마찬가지입니다.

감초는 적당히 쓰면 위를 보호하고 해독 작용을 하지만 지나치게 많이 쓰면 오히려 수분 저류나 부종을 유발할 수 있습니다. 그래서 한의사는 환자의 상태에 따라 감초의 양을 조절합니다. 간에 부담될 수 있는 약재는 환자의 상태를 보며 조정하는 것이죠. 즉 약재를 '어떻게 쓰느냐'가 훨씬 중요합니다.

간 수치가 높은 환자들 중에 오히려 한약치료를 병행하면서 수치가 정상으로 돌아온 연구 결과도 있습니다. 한방병원 입원 환자 6,894명을 분석한 결과, 간 수치에 이상이 있던 354명 중 225명(63.6퍼센트)이 한약 복용 후 간 기능이 정상화되거나 호전됐습니다.[9] 스트레스나 피로로 소화 장애가 심할 때 간 기능이 떨어지는 경우가 많은데, 한약으로 간의 부담을 줄여준다는 것입니다.

또한 한약에는 간 세포를 보호하고 재생을 돕는 약재가 많습니다.[10] 인진쑥, 백복령, 치자 등은 간을 맑게 하고 염증을 줄이는 데 자주 쓰입니다. 물론 이 모든 건 전문가의 판단 아래 쓰여야 안전하고 효과가 있습니다.

결국 중요한 것은 정보의 출처입니다. 누가 썼는지 모를 인터넷 글, 지인의 경험담만 믿고 두려움을 키우는 것보다는 전문가의 설명을 듣고 나에게 맞는 치료법을 찾는 것이 더 현명합니다. 한약은 수천 년 동안 사람들의 건강을 지켜온 지혜였습니다. 이제는 두려

움보다 이해를 바탕으로, 내 몸에 맞는 방법을 찾아보세요. 그리고
한방치료를 받을 때는 반드시 전문 한의사와 상의하고 정식 제조
된 한약을 선택하세요. 한약은 여러분의 건강을 지켜주는 든든한
조력자가 될 수 있습니다.

디스크와 스트레스성의 속뜻

"디스크입니다" "스트레스성 통증이에요" 하고 병원에서 들었을 때 속이 개운한 분은 많지 않습니다. 오히려 '도대체 그게 어떤 의미지? 심각한 건가?' 하고 걱정만 커지죠. 진단을 받은 듯 아닌 듯한 이 애매한 표현들, 병원에서는 왜 이렇게 말하는 걸까요? 그 말의 이면에는 어떤 의도가 숨어 있는지 알아보겠습니다.

디스크 진단은 '구조적 가능성'일 뿐

진료실에서 허리나 목이 아파서 MRI를 찍고 나면 흔히 '디스크'가 있다는 이야기를 들을 수 있습니다. 디스크는 척추뼈 사이에서 쿠션 역할을 해주는 말랑한 구조물입니다. 그런데 나이가 들거나 잘못된 자세, 무리한 동작을 반복하면 디스크가 밀려나거나 찢어져 주변 신경을 건드립니다. MRI를 찍으면 이런 구조적 변화가 나타나죠.

하지만 디스크의 변화가 있다고 해서 무조건 통증이 생기는 건 아닙니다. 통증 없이 지내는 사람을 MRI로 찍어도 디스크 이상은 꽤 자주 보입니다. 요통 환자에게서 흔하게 발견되는 디스크 퇴행, 돌출, 팽윤은 무증상자 중에도 무려 30~60퍼센트 이상 발견됩니다.[11] 즉 디스크를 통증의 직접적인 원인으로 단정할 수는 없는 것입니다. 디스크는 '자연스러운 노화 증상' 중 하나일 수 있습니다.

의사 입장에서 '디스크' 진단을 내리는 것은 현재 통증이 디스크로 인해 생겼을 '가능성'을 이야기하는 것이지, 100퍼센트 확정 진단은 아닙니다. 실제로 허리 통증의 80~90퍼센트는 정확한 원인을 특정하기 어렵고, 대부분은 시간이 지나면 호전되는 경우가 많습니다.

많은 분들이 디스크라는 말을 듣자마자 수술을 떠올립니다. 하지만 실제로 수술이 필요한 경우는 드뭅니다. 심한 마비나 대소변 장애 같은 신경학적 증상이 동반될 때만이 수술이 필요합니다. 대부분은 약물치료, 물리치료, 한방치료, 운동으로 관리가 가능합니다. 디스크 진단은 현재 몸에 이런 변화가 있고, 이것이 통증의 원인일 수도 있다는 정보일 뿐이니 그 말만으로 수술을 생각하며 겁먹을 필요는 없습니다.

병원에서 여러 검사를 했지만 명확한 원인이 없을 때, 가장 흔히 듣는 말이 '스트레스성'일 것입니다. 이 말을 듣고 나면 억울하고 답답하죠. 아픔 때문에 예민할 수밖에 없는데 어떻게 지료를 해야 하나 막막해집니다.

실제로 스트레스는 우리 뇌와 신경계, 면역계에 영향을 주어 통증 감각을 키우는 요인입니다. 같은 통증이라도 스트레스를 많이 받을수록 더 강하게 느끼며, 심지어 스트레스만으로도 근육이 긴장되어 통증이 생길 수 있어요.

현대 의학이 모든 통증의 원인을 완벽하게 밝힐 수는 없습니다. 엑스레이, MRI, 혈액검사 등 온갖 검사를 다 해도 뾰족한 원인이 안 나올 수 있어요. 이럴 때 의사가 '스트레스성'이라고 말하는 것은 '심각한 병은 없으니 너무 걱정 말고 일상생활을 하며 경과를 보자'는 뜻이기도 합니다. 의사가 스트레스라고 치부하며 환자의 고통을 가볍게 보는 것이 아닙니다. 병적으로 위급한 상황은 아니라는 안심의 메시지로 이해하면 됩니다.

다만 통증이 오래 지속되거나 점점 심해진다면 꼭 다시 병원을 찾아야 합니다. 스트레스성이라는 진단은 '일시적인 추정'일 뿐, 언제든 병으로 진행될 수 있기 때문입니다. 스트레스성이라는 말은 현재 몸의 상태와 앞으로의 대처를 위한 출발점일 뿐입니다. 그 말을 듣고 겁먹기보다는 내 몸의 변화를 이해하고 필요한 경우에는 적절한 치료와 관리를 이어가는 것이 가장 현명한 길입니다.

주의해야 할 점

- 진단 결과도 중요하지만 내 몸의 감각을 믿는다. 검사 결과 정상이더라도 통증이 계속된다면 무시해서는 안 된다.
- 무엇이든 한 번에 결정하지 않는다. 수술, 시술 같은 결정은 꼭 여러 번의 진료와 다양한 전문가의 의견을 듣고 결정한다.
- 기록하고 질문한다. 통증이 생긴 시점, 양상, 악화 요인 등을 적어두고, 진료 시 구체적으로 질문하면 훨씬 정확한 답을 들을 수 있다.

건강기능식품은 약이 아니다

"친구가 유산균 먹고 배가 편해졌다고 해서 따라 샀는데 별로 효과가 없어요."

"밀크씨슬이 간에 좋대서 먹고 있는데 계속 먹어도 될까요?"

이런 질문들 참 많이 받습니다. 요즘은 약국보다 건강기능식품 코너가 더 붐비는 것 같기도 합니다. 마트, 홈쇼핑, 유튜브 등 다양한 곳에서 건강기능식품을 쉽게 접할 수 있고, 광고는 마치 그것을 먹으면 건강해질 것 같은 느낌을 주죠. 그런데 이 많은 건강기능식품들, 우리 몸에 꼭 필요한 걸까요?

　건강기능식품은 말 그대로 기능성과 안정성을 인정받은 식품입니다. 식약처에서는 일정한 기준을 통과한 원료만 기능성을 인정해줍니다. 유산균은 장 건강에 도움을 줄 수 있고, 오메가3는 혈중 중성지방 개선, 밀크씨슬은 간 건강에 도움을 줄 수 있다고 인정된 성분입니다. 하지만 어디까지나 '도움'을 줄 수 있다는 말이지 '치료'한다는 것은 아닙니다. 건강을 유지하고 보완해주는 조력자일 뿐, 병을 치료하거나 완전히 예방해줄 수는 없다는 것을 명심하세요.

　가장 흔히 접하는 유산균, 어떤 사람은 배변 활동이 좋아졌다고 하지만 어떤 사람은 오히려 속이 더 더부룩하고 불편해졌다고 합니다.[12] 왜 그럴까요? 유산균은 균의 종류가 수백 가지고, 장 속 환경은 사람마다 다르기 때문입니다. 또 오메가3, 루테인, 마그네슘, 비타민D, 코엔자임Q10 등 다양한 영양소 중에 정작 내 몸에 필요한 것은 따로 있습니다. 건강 검진, 평소 식습관, 수면 상태, 운동량, 스트레스 등 다양한 요소를 고려해서 복용해야 효과가 있습니다.

　건강기능식품도 결국엔 음식의 일종입니다. 그래서 지나치게 많이 다양한 제품을 먹다 보면 간이나 신장에 부담을 줄 수 있습니다. 성분이 중복되기도 하고, 몸에 맞지 않아 이상 반응이 생기기도 합니다. 또 혈압약이나 당뇨약을 먹는 분들이 오메가3나 홍삼을 같이 복용하면, 약의 흡수나 효과에 영향을 받을 수도 있습니

다. 특정 한약은 체온을 올리거나 순환을 강하게 하는 작용을 일으
키므로, 건강기능식품과 함께 복용했을 때 불편함을 느낄 수 있습
니다. 그래서 건강기능식품을 복용하기 전에는 반드시 복용 중인
약이 있는지, 본인의 체질이나 병력이 어떤지를 먼저 고려해야 합
니다.

치료 중에도 통증은 느껴진다

몸 상태가 나아지는 과정에서 통증이 계속될 수 있습니다. 이 말이 좀 이상하게 들리나요? 그런데 실제로 통증이 완전히 사라지기 전까지는 오르락내리락하는 과정이 있습니다. 치료를 받다 보면 몸 안에서는 분명히 긍정적인 변화가 일어나고 있음에도 불구하고, 통증이 여전히 남아 있는 것처럼 느껴질 때가 있어요.

좌측 엉덩이와 무릎 통증이 있는 50대 여성 환자분이 있었습니다. 유독 회복 속도가 느린 분이었죠. 걸을 때마다 무릎 바깥쪽이 찌릿찌릿하는 느낌에 움직이기 겁난다고 했습니다. 10회 치료를 받았지만 통증 수치가 8에서 전혀 줄지 않던 이례적인 분이었습니다. 통증 위치가 조금씩 옮겨가면서 움직임이 점점 편해졌을 때도 통증 수치가 5 이하로 떨어지지 않았죠. 그대로인 통증 수치를 보며 울상을 지으실때는 제 마음도 답답했습니다. 하지만 치료 21회차가 되던 날 통증 수치가 갑자기 1까지 내려갔습니다. 그리고 23회차에 치료를 끝낼 수 있었습니다. 때로는 치료를 하면서 몸이 좋아지는 과정 중에 통증이 이렇게 오래 유지되다가 없어지는 경우가 있습니다.

흙으로 잔뜩 더럽혀진 그릇을 씻을 때를 떠올려보세요. 그릇의 겉에 말라붙은 흙을 물로 씻기 시작하면, 처음엔 진한 흙탕물이 퍼지면서 오히려 주변이 더 지저분해 보이죠. 하지만 그건 흙이 씻겨 나간다는 증거입니다. 그 과정을 지나야 비로소 그릇이 깨끗해집니다.

몸도 이와 비슷합니다. 치료를 시작하면 오랜 시간 쌓여 있던 통증이라는 먼지와 흙을 씻어내기 위해 처음엔 오히려 통증이 더 민감하게 느껴지기도 합니다. 그건 몸이 자극을 다시 느끼기 시작했다는 의미고, 무뎌져 있던 감각이 깨어나고 있다는 증거일 수 있어요.

비 오는 날, 유독 더 아픈 이유

제가 한방병원에서 인턴을 하던 시절, 병동에서 근무하는 사람들끼리 '날궂이'라는 말을 쓰곤 했습니다. 비가 올 것처럼 흐린 날이나 비가 오는 날이면 유독 병동의 환자들이 심한 통증을 호소하는 것을 일컫는 말이었습니다.

병이 호전되던 환자분들도 흐린 날에는 여지없이 증상이 조금씩 악화되는 경우가 많았습니다. 특히 관절염을 앓고 있는 분들은 이런 증상이 더 심하게 나타났습니다. 비가 오려고 하면 유독 무릎이 더 쑤시거나 허리가 아픈 분들, 아마 여러분 중에도 많을 겁니다.

사실 기압은 통증과 밀접한 연관을 가지고 있습니다. 날씨가 흐려지기 시작하면 대기압이 점점 낮아집니다. 이때 우리 몸의 조직, 특히 관절 주변에 있는 활액이나 연부 조직들이 아주 미세하게 팽창합니다. 뼈와 뼈 사이에서 쿠션 역할을 하는 관절 주머니가 기압 변화로 인해 조금 더 부풀어 오르면 통증을 유발할 수 있습니다.

그래서 관절염이나 퇴행성 변화가 있는 분들이 이런 미세한 변화에 더 민감하게 반응하고, 비 오는 날은 유독 쑤신다고 느끼는 것입니다. 낮은 기압은 단순히 관절뿐만이 아니라 우리 몸의 자율신경계에도 영향을 줍니다. 몸이 무기력해지고 집중력이 떨어지고 피로도 더 쉽게 느끼죠. 통증을 느끼는 신경 말단들이 예민해지면서 기존에 있던 통증이 더 크게 증폭됩니다.

병원 진료가 필요한 통증 구별하기

어깨가 묵직하고 뻐근하지만 참을 만한 느낌. 허리가 찌릿한데 병원에 갈 정도는 아닌 것 같고 그냥 두자니 찜찜한 느낌. 이럴 땐 어디까지가 '참아도 되는 통증'이고, 어디서부터는 '병원에 꼭 가야 할 통증'인지 헷갈릴 수밖에 없습니다. 통증이 반복되거나 점점 심해진다면 절대 그냥 지나쳐서는 안 됩니다. 단순한 통증이 큰 병의 신호일 수 있기 때문이죠.

병원에 가야 할 정도인지 스스로 점검해볼 수 있는 기준들을 안내합니다. 이런 경우라면 꼭 병원에 방문하세요. 다음 중 하나라도 해당된다면 병원에 가보는 것이 좋습니다. 2가지 이상 해당된다면 병의 징후일 수 있으므로 조속히 진료를 받는 것이 좋습니다.

반면 바로 병원을 가지 않더라도 며칠간의 관찰과 자가 관리로 좋아질 수 있는 통증도 있습니다. 운동이나 무리한 활동 후 생긴 근육통 또는 하루 중 특정 시간대에만 나타나는 가벼운 통증이 그렇습니다. 자세를 교정하거나 스트레칭을 했을 때의 통증도 마찬가지입니다. 이는 일시적인 피로나 자세 불균형, 근육의 긴장 때문에 생긴 통증일 확률이 높습니다. 그러나 이런 통증도 반복되거나 점점 강해진다면 병원에 방문해야 합니다.

통증 일지를 쓰는 습관 만들기

통증의 양상과 변화를 기록해두면 의사에게 증상을 상세히 설명할 수 있어 진료에 도움이 됩니다. 또 기록하는 동안 내 몸의 변화를 더 세심하게 관찰할 수 있습니다. 아래는 기록해두면 진료를 받을 때 도움이 되는 항목들입니다.

통증 일지 기록하기

- 통증이 시작된 날짜와 계기를 적는다.
- 아픈 부위를 최대한 구체적으로 확인한다.
- 뻐근하다, 찌릿하다, 타는 듯하다, 욱신거린다 등 아픈 느낌을 구체적으로 표현한다.
- 앉아 있을 때, 걸을 때, 아침에 일어났을 때 등 아픈 상황을 적는다.
- 약을 먹거나 찜질했을 때 좋아졌는지, 악화됐는지 등 변화를 확인한다.

ENCYCLOPEDIA OF
PAIN

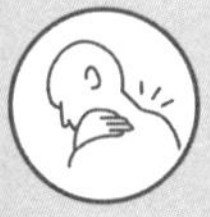  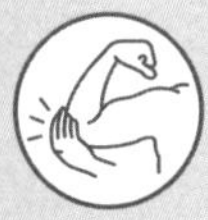 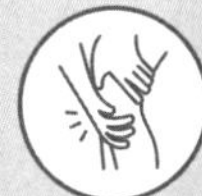

3장

머리부터 발끝까지, 부위별 통증 들여다보기

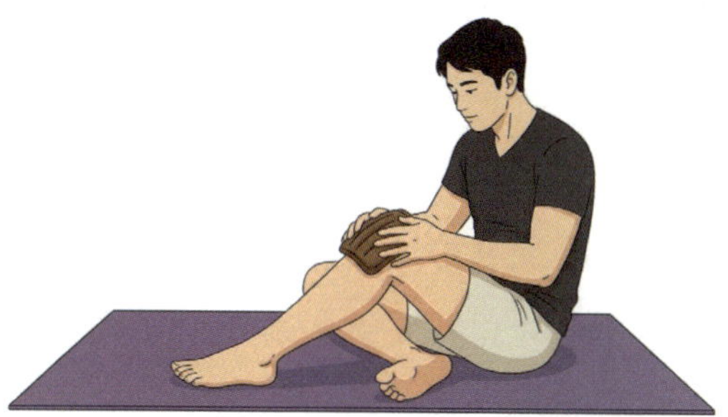

무거운 것에 짓눌리는 듯한 어깨, 날개뼈

아침에 일어났는데 어깨와 목 쪽이 뻐근하면서 날개뼈 안쪽까지 찌릿한 통증이 번진 적이 있을 겁니다. 가만히 있어도 무거운 것에 눌리는 느낌이고, 팔을 움직이면 등 뒤쪽까지 당기는 아픔이 느껴지기도 합니다. 단순히 어깨를 많이 사용해서라기보다 평소에 '잘못된 근육'을 자주 썼기 때문일 수 있습니다.

인상을 찌푸린 30대 남성분이 손으로 어깨를 만지며 진료실에 들어왔습니다. 목 옆쪽, 어깨 위를 주무르며 들어오는 분들은 보통 두 부류입니다. 목 옆의 승모 부위가 아픈 분이 있고, 날개뼈 안쪽이 아픈데 손이 닿지 않아서 승모를 짚는 분이 있습니다. 그날 오신 환자분은 날개뼈 안쪽이 심하게 아픈 분이었습니다. 해당 부위가 아픈 지 3년이나 되었다며 일상생활이 힘들 정도라고 했습니다.

보통 이런 경우는 통증을 느끼는 부위만 들여다봤기 때문에 해결하지 못한 것입니다. 등 쪽의 근육과 연결된 신경은 목에서 출발합니다. 그러므로 목 근육이 긴장해서 신경을 누르면 날개뼈나 승모근에 아픔이 생깁니다. 목 디스크 환자들이 등쪽에 통증을 자주 느끼는 것도 목과 등 근육이 연결되어 있기 때문입니다.

날개뼈 안쪽이 아프면 그 부위를 주무르거나 파스를 붙이는 경우가 많습니다. 하지만 일시적으로 시원한 느낌이 들 뿐, 통증은 반복됩니다. 그 이유는 통증의 실제 원인이 날개뼈가 아닌, 목 옆의 근육인 '중사각근'에서 시작되기 때문입니다.

중사각근은 목 옆 깊숙한 곳에 있으며, 팔로 이어지는 주요 신경이 이 근육 사이를 지나갑니다. 중사각근이 단단하게 뭉치면 신경을 눌러 날개뼈 안쪽이나 팔 안쪽, 심지어 손가락까지 찌릿한 통증을 유발할 수 있습니다.

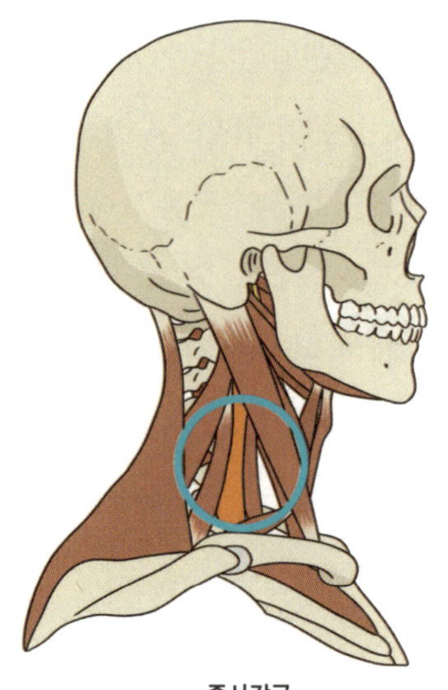

중사각근

왜 목 옆의 근육을 풀어야 날개뼈 통증이 줄어들까요? 이렇게 생각해보면 이해가 쉽습니다. 물이 흐르는 고무호스를 떠올려보세요. 고무호스 중간을 발로 밟으면 끝에서 물이 약하게 나오거나 아예 멈춰버릴 수 있습니다. 물줄기가 약하다고 고무호스의 끝부분을 들여다봤자 문제를 해결할 수 없겠죠. 호스 중간을 밟고 있는 발을 떼야 비로소 물이 다시 원활하게 흐를 것입니다.

승모근이 불편한 분들은 흔히 '어깨 위에 곰이 한 마리 앉아 있는 것 같다'라고 합니다. 무언가 무거운 것이 어깨를 묵직하게 누르는 느낌을 받는 것이죠. 어깨를 열심히 마사지하고 파스를 붙여봐도 그때뿐입니다. 어깨를 주물러서 해결되는 문제라면 병원에 찾아오는 분이 없을 겁니다.

승모근 통증의 근본적 원인도 목의 근육과 관련 있습니다. 누군가 무거운 물건을 드는 모습을 옆에서 지켜보면 팔에만 힘이 들어가는 게 아니라는 것을 알 수 있습니다. 목에도 잔뜩 힘이 들어가는데, 특히 턱 밑의 '흉쇄유돌근'이 유독 튀어나오며 힘을 받는 모습을 볼 수 있죠. 흉쇄유돌근이 반복적으로 긴장되면 승모근에 뜻밖의 통증이 생깁니다.

승모근으로 가는 신경의 통제 기관이 바로 흉쇄유돌근입니다.

귀 밑에서부터 쇄골 사이를 잇는 긴 목 앞 근육으로, 자세가 무너지거나 스트레스가 쌓이면 쉽게 뭉칠 수 있습니다. 흉쇄유돌근이 뭉치면 그 사이를 지나는 신경이 눌리고, 이로 인해 이 신경이 지배하는 승모근에 통증이 생기는 것이죠.

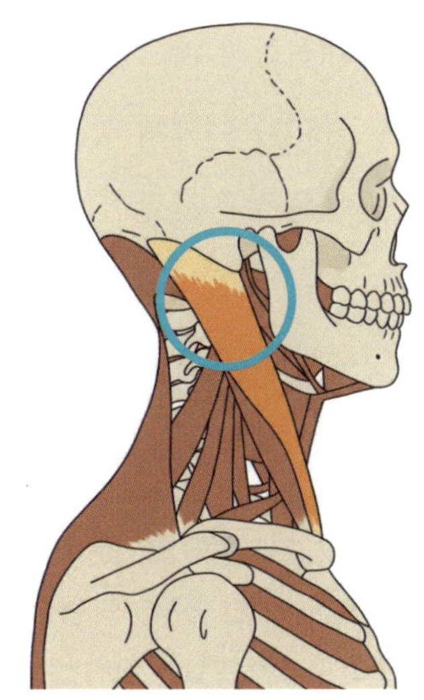

흉쇄유돌근

승모근 통증으로 내원한 분들은 왜 어깨가 아니라 엉뚱한 목 앞부분을 치료하는지 의아해합니다. 하지만 점차 어깨가 편해지면서 통증의 원인이 어깨가 아닌 목에 있다는 것을 이해합니다. 중사각근이 날개뼈 안쪽 통증을 만드는 것처럼, 흉쇄유돌근이 승모근 통증의 원인입니다.

생활 습관이 만든 통증

중사각근과 흉쇄유돌근의 뭉침은 안 좋은 생활 습관에서 만들어지는 경우가 많습니다. 고개를 숙인 채 스마트폰을 오래 보는 습관, 낮은 베개를 베고 자거나 목을 굽히고 옆으로 누워 자는 자세는 이 두 근육을 수시로 긴장하게 만듭니다. 그러므로 일상 속에서 자세를 개선하지 않으면 치료를 받더라도 다시 목의 근육들이 뭉치면서 등이나 어깨에 통증을 반복적으로 유발합니다. 만성 통증의 출발점은 잘못된 생활 습관에 있다는 걸 잊지 마세요.

이렇게 관리해보세요

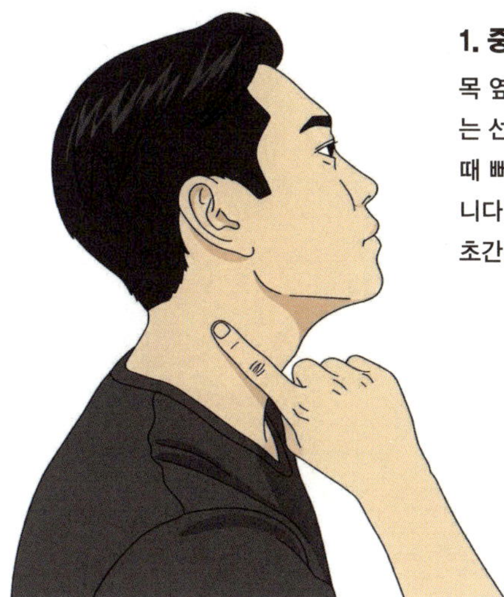

1. 중사각근 마사지

목 옆, 귀 밑에서 쇄골 방향으로 내려가는 선을 손가락으로 눌러봅니다. 눌렀을 때 뻐근하고 묵직한 부위가 중사각근입니다. 천천히 손가락으로 압을 주며 10초간 눌렀다가 풀기를 반복합니다.

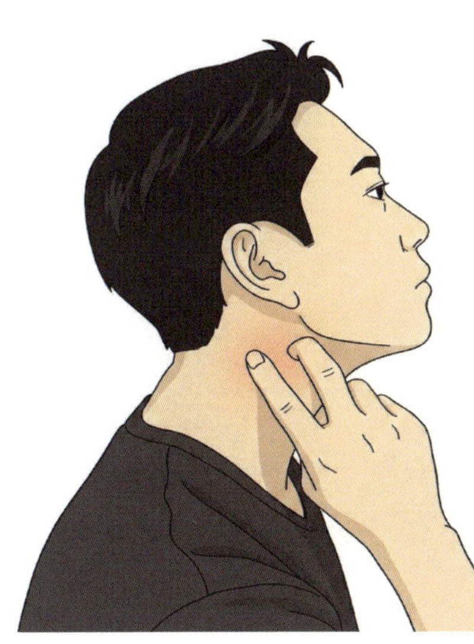

2. 흉쇄유돌근 마사지

귀 밑에서 쇄골 안쪽으로 이어지는 긴 근육을 손가락으로 살살 훑듯이 눌러봅니다. 뻐근하고 시린 느낌이 드는 부위가 흉쇄유돌근입니다. 부드럽게 마사지하면서 풀어줍니다.

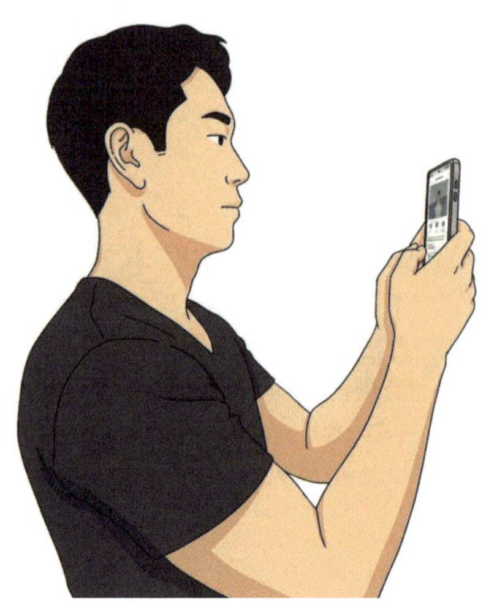

3. 자세 체크

앉을 때 모니터는 눈높이보다 살짝 아래, 의자는 팔걸이가 있어야 어깨에 힘이 들어가지 않습니다. 스마트폰은 얼굴 높이에서 보는 습관을 들입니다.

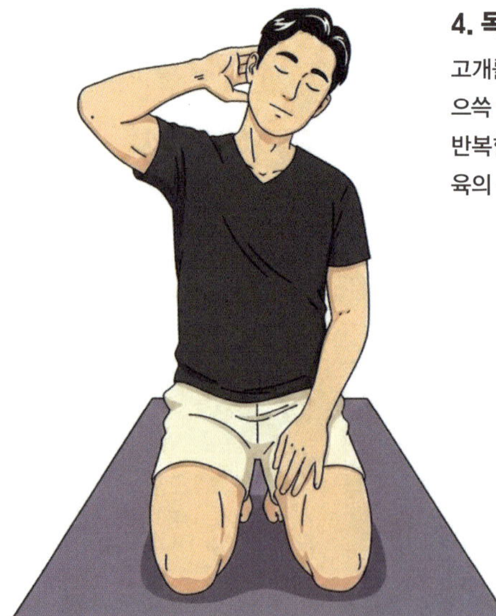

4. 목 간단 스트레칭

고개를 천천히 좌우로 돌린 다음 어깨를 으쓱 올렸다가 툭 떨어뜨리는 동작을 3회 반복합니다. 짧은 스트레칭만으로도 근육의 긴장이 많이 줄어듭니다.

주기적으로 지끈거리는 머리

아무 이유 없이 뒷머리가 묵직했던 적이 있나요? 컴퓨터 화면을 오래 보고 난 후에 머리가 띵했던 적은 없나요? 어떤 날은 눈까지 뻑뻑하고 시린 느낌이 들기도 합니다. 이런 통증은 목 뒤쪽과 머리를 연결하는 근육들이 굳어지면서 발생합니다.[1]

10대 때부터 주기적으로 두통을 겪었다는 40대 여성 환자분이 있었습니다. 이렇게 학령기 때 시작된 두통이 꽤나 장기간 이어지는 경우가 있습니다. 아침에 자고 일어났을 때 머리가 무겁고, 두통이 시작되면 속이 매스껍거나 눈이 빠질 듯 아프기도 합니다. 환자분께 이렇게 심각한 상황에서 어떻게 지냈는지 물었더니, 그럴 때마다 두통약을 먹으며 버텼다고 답했습니다. 또 평소에 먹던 두통약이 더는 효과가 없어 성분이 다른 두통약을 바꿔가며 복용했다고 덧붙였습니다. 이렇게 통증에 점차 익숙해지는 것이 가장 무서운 일입니다. 처음과 달리 적극적인 치료 의지가 사라지기 때문이죠.

만성 두통의 원인으로는 목 근육의 긴장이 있습니다. 드물게 뇌에 이상이 있어 생기는 두통도 있지만 이런 경우는 단시간에 통증의 강도가 매우 세지는 것이 일반적입니다. 오랜 시간 지속된 두통은 오히려 뇌의 이상과는 거리가 멀다는 반증인 셈입니다.

환자분은 3개월의 치료 끝에 주기적 두통에서 벗어날 수 있었습니다. 핵심은 바로 머리 뒤쪽의 근육들이었습니다. 특히 '후두하근'이라는 근육이 긴장되면, 뒷머리에서 눈 주변까지 통증이 퍼지는 양상이 자주 나타납니다. 고개를 앞으로 쭉 빼는 자세로 스마트폰이나 모니터를 오래 보면 머리를 고정시키는 후두하근이 쉽게 뭉치게 됩니다.

이외에도 두판상근과 두반극근처럼 머리를 지탱하는 다른 근육들도 함께 굳어지면, 머리 전체가 무겁고 멍한 느낌이 듭니다. 두통이 느껴지는데 머리나 관자놀이가 통증점이 아닌 것 같다면 목 뒤쪽의 근육들이 뭉친 것입니다.

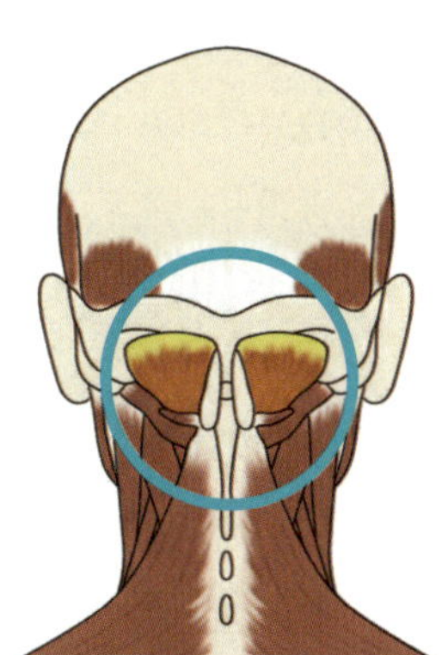

후두하근

눈이 피로하면 왜 뒷머리까지 아플까요? 눈 주변과 뒷머리를 연결하는 근육과 신경들이 긴밀하게 연결되어 있기 때문입니다. 후두하근은 눈의 움직임과도 연관이 있습니다. 그래서 장시간 독서, 운전, 스마트폰을 하며 눈이 혹사당하면 후두하근이 반사적으로 긴장하게 되고, 뒷머리와 관자놀이까지 통증을 유발할 수 있습니다. 두통약을 복용해도 통증이 계속되면 후두하근의 뭉침을 의심해볼 수 있습니다. 목 뒤쪽의 근육을 풀어주는 마사지를 꾸준히 해주면 두통이 사라지곤 합니다.

병원 진료가 필요한 경우

- 눈앞이 흐려지거나 빛에 민감해지는 증상이 함께 나타난다.
- 팔이나 손까지 저릿한 느낌이 퍼진다.
- 고개를 아예 움직이기 어렵거나 조금만 움직여도 통증이 심하다.
- 찜질, 스트레칭, 약 복용을 병행해도 1주 이상 증상이 개선되지 않는다.

이렇게 관리해보세요

1. 후두하근 마사지

뒷머리 아래, 귀 뒤에서부터 목 중앙까지 이어지는 오목한 부위를 양손의 검지와 중지로 살살 눌러봅니다. 단단하게 뭉쳐 있거나 시원하면서도 아픈 부위가 있다면 그곳이 바로 후두하근입니다. 10초간 천천히 눌렀다가 떼는 동작을 반복합니다.

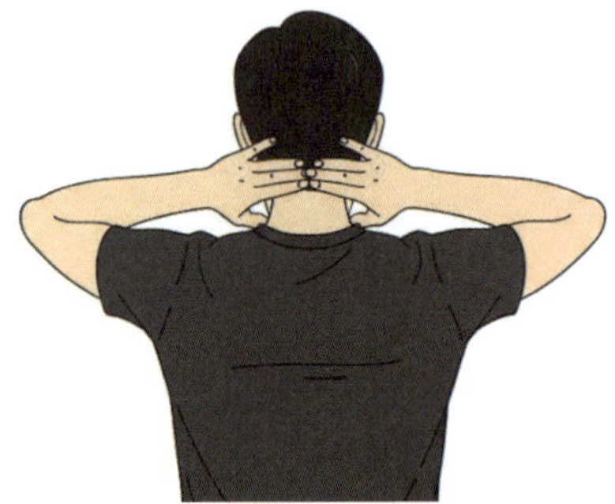

2. 목 뒤 찜질

목 뒤쪽 전체에 온찜질을 10~15분 정도 해줍니다. 온도가 높아져 혈류가 개선되면 근육 긴장이 자연스럽게 풀리고 통증도 완화되는 효과가 있습니다.

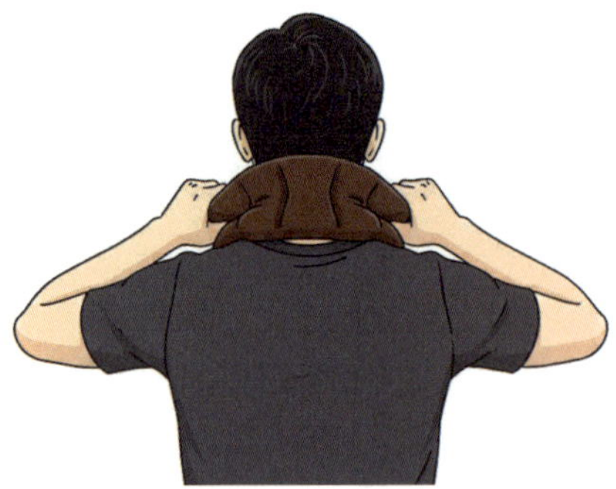

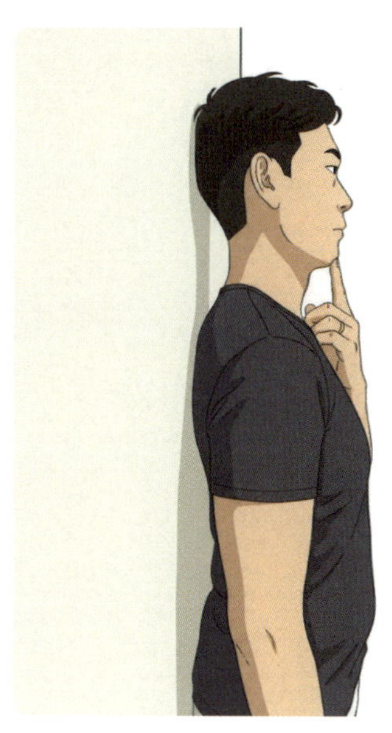

3. 벽 기대기 스트레칭

등을 벽에 붙이고 뒤통수를 벽에 가볍게 눌러주는 동작을 5초간 유지합니다. 이 동작은 목의 정렬을 회복하는 데 도움이 됩니다.

삐끗한 이후로
계속 불편한 허리

키가 큰 근육질의 남성분이 엉거주춤한 자세로 진료실 문을 열고 들어왔습니다. 허리가 옆으로 틀어져서 걷는 것조차 힘든지 인상을 찌푸리고 한 걸음씩 힘겹게 발을 옮기는 모습이었습니다. 걷는 자세를 보니 여지없이 요방형근의 문제가 의심되었습니다.

요방형근에 문제가 생기면 처음에는 허리가 아프다가 좀 더 시간이 지나면 엉덩이 옆쪽이 아프고 다리가 저리기도 합니다. 심한 경우에는 허리가 완전히 곧바로 설 때까지 최소 일주일 이상이 걸립니다. 증세가 심하면 두 달 이상 걸리기도 하죠.

환자분은 이미 증상을 앓은 지 보름이 된 상태였습니다. 제가 이런 허리 통증을 1년에 한두 번씩 겪고 있지 않냐고 물었더니 환자분은 놀라는 눈으로 어떻게 알았냐고 되물었습니다. 환자분은 거의 5년 동안 매년 한 번 이상은 한쪽 허리가 심하게 아팠고 그

주기가 점차 짧아져서 최근 6개월 사이에는 두 번이나 통증이 발병한 상태였습니다.

보름 전부터 시작된 이번 급성 요통은 3회만 치료하면 나을 것이지만, 주기적으로 발생하는 이 요통의 뿌리를 뽑으려면 최소한 두 달은 치료를 해야 한다고 설명했습니다. 허리 한쪽 통증이 반복되는 이유는 주로 골반의 높이 차이 때문입니다. 골반 정렬이 바르지 못하면 근육 강직과 요추 기능 저하를 유발합니다. 이럴 때는 틀어진 골반을 바로잡아야 합니다. 하지만 많은 환자분이 통증이 사라지면 이후 치료를 소홀히 하는 경우가 많습니다. 반복되는 요통은 주기적으로 두 달 정도는 열심히 치료해야 사라집니다.

급성 허리 통증의 원인은 근육 수축

급성으로 허리가 아프면 우리는 흔히 이렇게 생각합니다. '허리를 삐끗했나?' 무거운 물건을 들 때 또는 갑자기 일어날 때 허리를 삐끗했는지를 떠올리죠. 사실 '삐끗했다'라는 말 속에는 이미 근육이 고장 났다는 의미가 들어 있습니다. 근육은 수축과 이완을 반복하며 길이를 바꿉니다. 이로 인해 우리는 몸을 숙이고 펴고 돌릴 수 있는 것입니다. 그런데 근육의 길이가 늘어나고 줄어들 수 없도록 꽉 오그라든 상태가 되었을 때 우리는 그것을 '삐끗했다'라고 표현합니다.

하루이틀이면 괜찮아지는 사람이 있고, 몇 달이 지나도 아픈 사람이 있습니다. 그 차이는 바로 평소의 몸 상태에 달려 있습니다. 허리나 골반 근육이 튼튼하고 유연한 사람은 일시적으로 삐끗해도 비교적 빠르게 회복합니다. 반면 무리하지 않았는데도 삐끗한 허리가 계속 아픈 사람은 허리나 골반이 이미 틀어져 있었거나 주변 근육의 상태가 원래 안 좋았을 가능성이 큽니다.

허리는 머리와 등, 골반과 다리를 이어주는 중간 다리 역할을 합니다. 그러므로 허리가 무너지면 결국 몸 전체 균형이 흔들립니다. 생활 속 자세와 습관은 허리 건강에 큰 영향을 미칩니다. 걷는 자세나 앉는 습관, 자는 자세, 스트레스를 받는 정도에 따라 허리 주변 근육의 긴장도가 수시로 달라지기 때문입니다. 그러니까 삐끗한 허리가 오랫동안 아픈 건 단순히 근육이 놀랐기 때문이 아니라 내 몸의 중심축이 평소에도 흔들리고 있었다는 신호일 수 있습니다. 근육의 길이 변화 기능이 갑작스럽게 고장 났다는 뜻이기에 이럴 때는 잠깐 쉬는 것만으로는 해결할 수 없습니다. 와인병에 단단히 박힌 코르크 마개를 뺄 때처럼 근육을 살짝살짝 흔들어줘야 합니다. 부드럽고 따뜻하게 그리고 천천히 풀어주는 것이 핵심입니다.

허리 통증의 첫 번째 원인은 주변 근육이 굳고 유연성이 떨어졌기 때문입니다. 특히 허리를 지탱하는 '기립근'이 뭉쳤을 확률이 높습니다. 우리 몸은 쓰지 않으면 굳습니다. 그런데 허리 통증이 생기면 움직이기 꺼려지죠. 가만히 있는 시간이 길어질수록 허리 주변 근육은 점점 더 딱딱해지고, 혈액순환은 나빠집니다. 결과적으로 통증은 더 오래 갑니다.

두 번째 원인은 잘못된 자세입니다. 한자리에 오랜 시간 앉아 있는 분들, 다리를 꼬거나 허리가 구부정한 자세로 앉는 습관이 있는 분들, 소파에 비스듬히 눕는 습관이 있는 분들은 모두 평소에 허리에 큰 부담을 주고 있습니다. 이런 부담이 작은 통증을 큰 통증으로 바꿉니다.

세 번째는 운동 부족입니다. 허리 주변에는 코어 근육들이 있습니다. 이 근육들이 튼튼해야 허리를 지탱할 수 있는데, 나이가 들면 자연스럽게 근육량과 활동량이 줄어들면서 허리 근육이 약해집니다. 허리가 스스로 버틸 힘을 잃으면 작은 충격

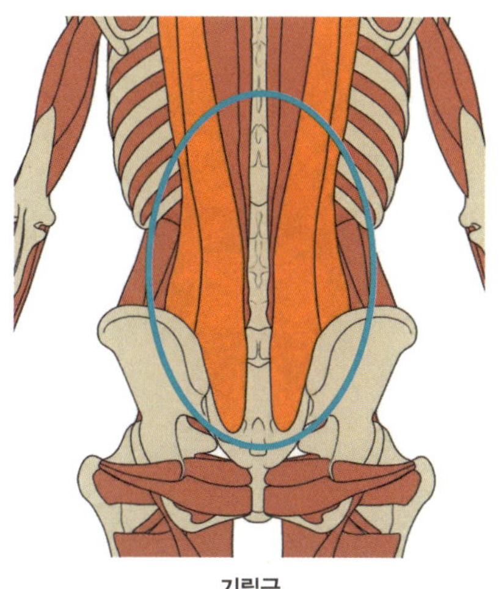

에도 쉽게 아플 수 있습니다.

- 허리 통증이 다리까지 퍼져 저릿하게 아프다.
- 허리보다 다리가 더 아프다.
- 기침하거나 앉았다 일어날 때 통증이 심하다.
- 밤에 아파서 잠을 잘 수 없을 정도다.
- 통증이 시작되고 일주일이 지났는데 통증이 잦아들지 않는다.

이렇게 관리해보세요

1. 허리 찜질

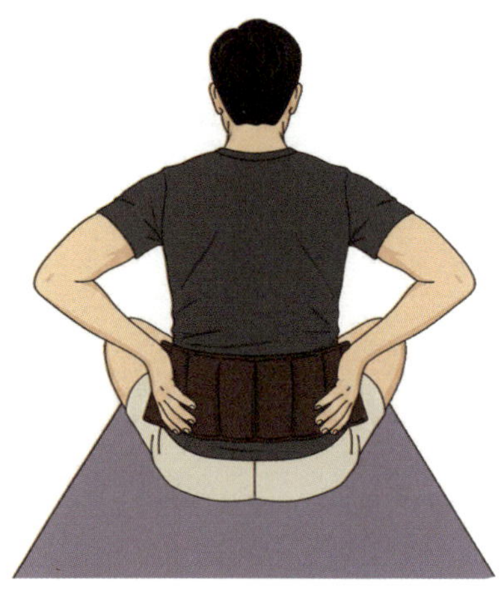

근육은 온도가 올라가면 더 유연해지는 특성이 있습니다. 잔뜩 오그라든 상태일수록 따뜻한 찜질이 효과적입니다. 허리 전체에 10~15분간 온찜질을 해주면 혈류가 좋아지고, 경직된 근육을 푸는 데 도움이 됩니다.

2. 허리 흔들어주기

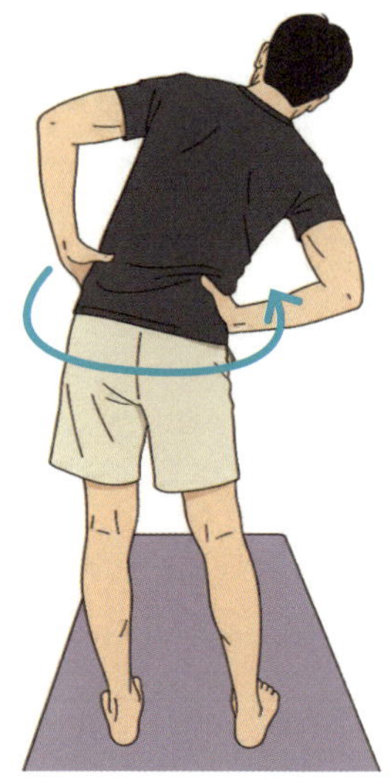

허리를 앞뒤로 또 좌우로 천천히 골반을 회전시킵니다. 훌라후프를 돌릴 때처럼 부드럽게 원을 그리듯 움직입니다. 처음에는 통증이 느껴질 수 있지만, 무리하지 않고 천천히 반복하면 근육이 조금씩 풀리는 것을 느낄 수 있습니다.

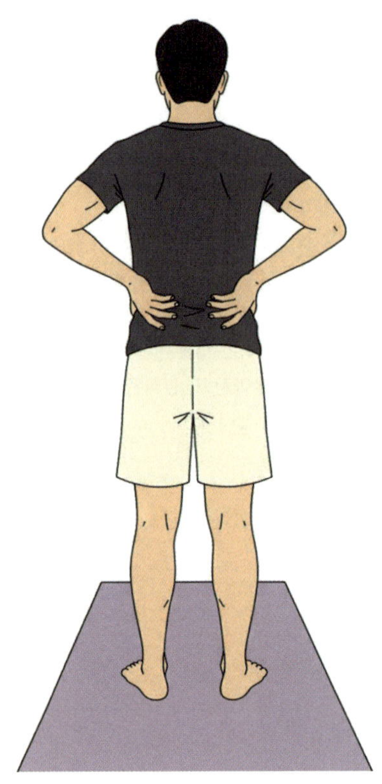

3. 기립근 마사지

엉덩이 바로 위쪽에서 척추를 따라 양옆을 만져보면 단단하게 뭉친 부분이 있습니다. 바로 기립근입니다. 장늑근, 최장근처럼 허리와 관련 있는 근육들도 여기에 있습니다. 손으로 살짝살짝 눌러줍니다. 손을 대기 어렵다면 마사지 볼을 이용해 지압하면 효과적입니다.

앉아 있기 힘들 정도로
쑤시는 엉덩이

7개월 전부터 엉덩이가 아프고 다리가 저리다는 환자분이 찾아 왔습니다. MRI를 찍고 시술도 5회나 받았는데 전혀 차도가 없어 한 시간이나 운전해서 저희 병원을 왔다고 했습니다. 도수 치료만 40회 넘게 받을 정도로 완치를 위해 애쓰는 분이었습니다. 환자분께 남은 선택지는 수술뿐이었죠. 하지만 수술만큼은 하고 싶지 않다고 했습니다. 직접 가져온 MRI CD를 살펴보니 허리 디스크 증상이 보였습니다. 하지만 몇 개월 동안이나 쩔쩔맬 정도로 디스크가 돌출되어 있지는 않았습니다. 환자분을 침대 위에 엎드리게 한 후 허리와 엉덩이 부위를 짚었습니다. 오른쪽 이상근을 누르자 자지러질 정도로 큰 소리가 나왔습니다.

보통 엉덩이가 아프고 다리가 저리면 허리에 모든 책임이 있다고 생각하기 쉽습니다. 하지만 허리의 신경에 영향을 주는 것은 디

스크뿐만이 아닙니다. 이상
근이라는 엉덩이 근육이 긴
장되면 디스크와 동일한 증
상을 유발합니다. 그 이유는
이상근이라는 근육 바로 밑
으로 다리 저림을 유발하는

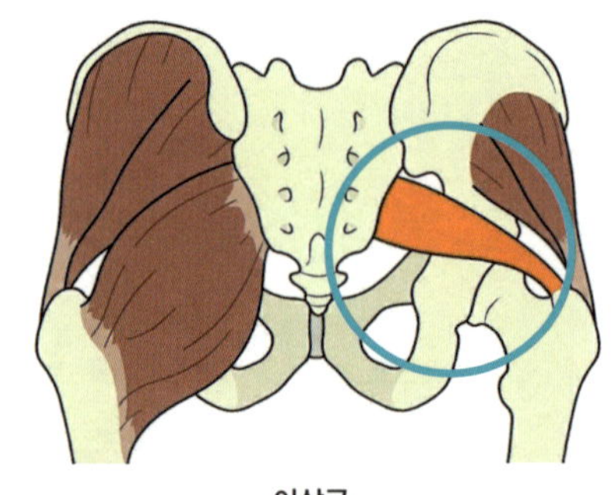

좌골신경이 지나고 있고 이상근의 긴장은 곧바로 좌골신경의 압
박으로 이어지기 때문입니다.

허리 디스크와 이상근증후군 모두 공통 증상이 있습니다. 바로
엉덩이 통증과 다리 저림입니다. 이렇게 근육이 긴장되어 신경이
눌리는 경우는 발견하기 쉽지 않습니다. 환자의 아픈 부위를 직접
찾아서 만지고 눌러보지 않고 영상 진단만 하는 일이 많기 때문입
니다.

아픈 부위를 누르며 진단했다면 찾을 수 있었던 이상근증후군
을 디스크로만 오인해 몇 개월 넘게 고생하는 안타까운 일이 종종
발생하는 것이죠. 환자분은 치료한 지 한 달 만에 7개월의 고생을
끝내고 일상으로 돌아갈 수 있었습니다.

허리 디스크, 비수술 치료로 회복 가능하다

허리 디스크 진단을 받았다고 해서 반드시 수술해야 하는 것은 아닙니다. 실제 임상에서도 수술 없이 좋아지는 경우가 훨씬 많습니다. 허리 통증으로 진료실을 찾는 수많은 환자들 중, 영상 진단에 디스크가 명확히 보이더라도 보존적 치료, 즉 약물치료, 물리치료, 추나요법, 약침치료, 생활 습관 교정만으로 증상이 호전되는 환자가 대다수입니다. 오히려 너무 이른 시기에 수술했다가 주변 조직이 더 약해지거나 인접 부위에 새로운 통증이 생기는 경우도 적지 않습니다.

허리 디스크 수술은 다리가 마비되거나 대소변을 조절하기 어려운 심각한 신경 증상이 있을 때만 고려해야 합니다. 그 외에는 시간이 조금 걸리더라도 비수술 치료가 장기적으로 더 낫습니다. 대한정형외과 학회의 홈페이지만 살펴봐도 허리 디스크 환자의 70~80퍼센트는 비수술 치료로 회복이 가능하다고 보고되어 있습니다. 허리 디스크 수술은 특정 경우를 제외하고는 최후의 선택이어야 합니다.

엉덩이 통증을 유발하는 결정적 원인 3가지

첫 번째 이유는 이상근의 긴장입니다. 엉덩이 안쪽 깊숙이 자리한 작은 근육인 이상근은 장시간 앉아 있거나 자세가 틀어지면 쉽게 뭉치고 굳습니다. 이 근육이 딱딱하게 굳으면 그 아래로 지나가는 좌골신경을 압박하면서 다리 저림이나 당김 증상을 유발합니다.

두 번째 이유는 장시간 앉아 있는 습관입니다. 사무직처럼 하루 종일 앉아 있는 생활을 하거나, 평소 의자에 엉덩이를 비스듬히 걸치고 앉는 습관은 엉덩이 근육과 좌골신경에 압박을 세게 가해 이상근을 굳게 만듭니다.

세 번째 이유는 골반의 틀어짐입니다. 앉을 때 다리를 자주 꼬거나 한쪽 엉덩이에만 체중을 싣는 습관으로 인해 틀어진 골반은 엉덩이 근육에 불필요한 긴장을 만듭니다. 그러면 특정 부위에만 압력이 집중되면서 통증이 생깁니다.

마지막 이유는 근육의 약화입니다. 엉덩이 근육은 우리가 서거나 걷거나 계단을 오를 때 중요한 역할을 합니다. 나이가 들고 활동량이 줄어들면 이 부위의 근육들이 약해지면서 조금만 자극을 받아도 쉽게 뭉치고 아픕니다.

많은 분들이 엉덩이가 그저 커다란 하나의 근육인 줄 알고 있지만 그렇지 않습니다. 겉으로 보이는 커다란 엉덩이 근육은 대둔근이라고 하는 대표 근육이며, 그 안에는 쌍자근, 대퇴방형근, 소둔근, 중둔근, 이상근, 궁둥근, 폐쇄근 등 아주 다양한 근육들이 존재합니다. 이 작은 근육들이 문제를 일으키면 엉덩이에 통증이 생기는데 깊은 곳에 있는 엉덩이 근육들이 문제를 일으킨 것이라 하여 심부둔근증후군이라 부르기도 합니다.

엉덩이가 아파서 교회에서 예배를 보기 어렵다는 70대 남성분이 있었습니다. 진단을 해보니 쌍자근과 대퇴방형근에 문제가 있었습니다. 대퇴방형근은 이상이 생기면 앉아 있기 어려운 대표적인 근육입니다. 환자분은 다른 병원에서 허리 디스크 수술을 권유받은 상황이었지만 저는 엉덩이 심부 근육 치료를 먼저 진행해보고, 그래도 효과가 없으면 그때 수술할 것을 권유했습니다. 디스크가 통증의 주요 원인일 때 보존적 요법을 충분히 진행하고 나서 수술을 진행해도 장기적으로 볼 때 예후에는 별다른 차이가 없기 때문입니다.[2] 그렇게 치료를 몇 회 진행하고 나서 환자분은 한 시간 가까이 앉아서 예배를 봤는데도 멀쩡했다며 감사를 전했습니다.

엉덩이와 엉치는 우리가 앉고 서고 걷는 모든 동작에 관여하는 중요한 부위입니다. 엉덩이에 통증을 느낄 때 허리에서 원인을 찾는 분들이 많지만 엉덩이 내부의 다양한 근육 영향일 수 있다는 것을 잊지 마세요.

병원 진료가 필요한 경우

- 다리까지 통증이 심하게 퍼진다.
- 발바닥 감각이 둔해지거나 다리에 힘이 빠진다.
- 앉는 것 자체가 고통스러울 정도로 엉덩이가 아프다.
- 밤에 자다가 통증으로 깨는 일이 잦다.

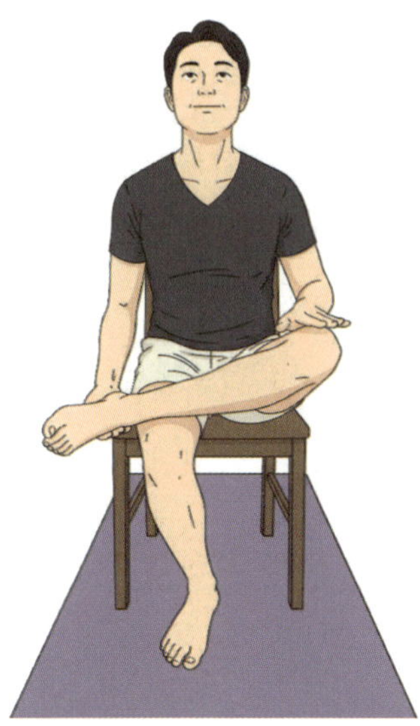

1. 이상근 스트레칭

의자에 앉은 상태에서 한쪽 다리를 반대쪽 무릎 위에 올려 숫자 '4'자 모양을 만들고, 상체를 앞으로 천천히 숙여보세요. 엉덩이 바깥쪽이 당기면서 시원한 느낌이 든다면 이상근이 잘 늘어나고 있는 것입니다.

2. 엉덩이 공 마사지

테니스공이나 마사지볼을 바닥에 두고 그 위에 엉덩이를 살짝 얹어 좌우로 움직입니다. 통증이 있는 부위에 살짝 압을 주면, 처음엔 아프지만 점차 단단하게 뭉쳐 있던 근육들이 풀리는 느낌이 듭니다.

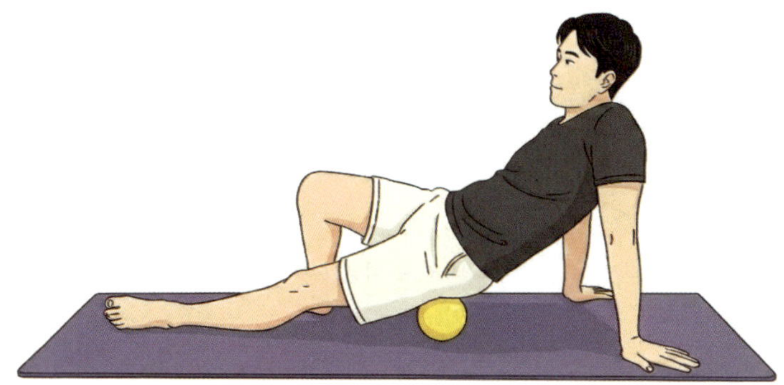

3. 엉덩이 폼롤러 마사지

엉덩이 아래에 폼롤러를 대고 천천히 굴리며 마사지를 해보세요. 근육의 긴장을 풀고 혈류를 개선하는 데 효과적입니다.

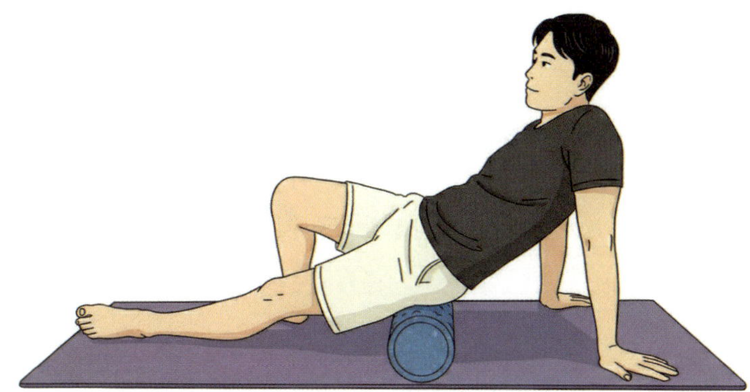

4. 엉덩이 찜질

엉덩이 근육은 차가워지면 쉽게 뭉치기 때문에, 찜질팩을 이용해 따뜻하게 해주는 것도 큰 도움이 됩니다. 특히 장시간 앉은 후에는 꼭 찜질을 해주는 것이 좋습니다.

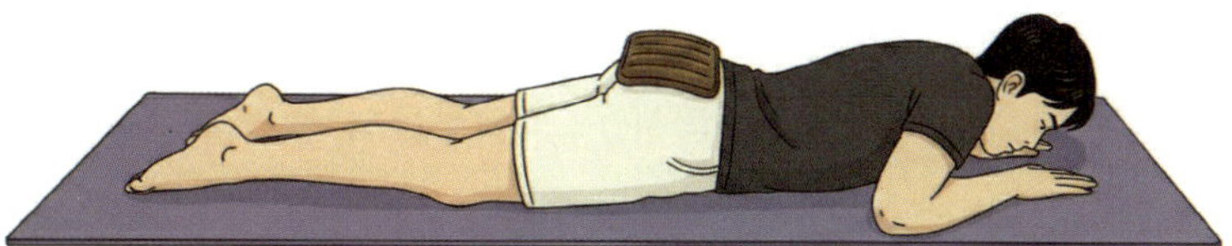

걷는 게 겁날 만큼 시큰거리는 무릎

어떤 분은 계단을 오를 때 무릎 앞쪽이 찌릿하다고 하고, 어떤 분은 걸을 때 무릎 안쪽 측면이 쑤신다고 합니다. 또 어떤 분은 오래 앉았다 일어날 때 무릎 뒷면이 당긴다고 합니다. 무릎은 원인에 따라 통증이 생기는 부위가 다릅니다.

많은 분들이 무릎이 아프면 제일 먼저 퇴행성 관절염을 떠올립니다. 물론 나이가 들면서 관절의 연골이 닳는 것도 무릎 통증의 원인이 될 수 있습니다. 하지만 주요 원인은 무릎 주위를 둘러싼 근육들입니다.

허벅지 앞쪽에 있는 '대퇴사두근'은 무릎의 충격을 흡수합니다.[3] 자동차의 완충기 같은 역할을 하죠. 우리가 걷고 뛸 때 무릎에 가해지는 충격을 이 근육이 받아줍니다. 대퇴사두근이 약해지거나 너무 많이 써서 단축되면, 무릎뼈를 제자리에서 밀어내고 불

균형을 만들어 무릎 통증을 일으
킵니다.

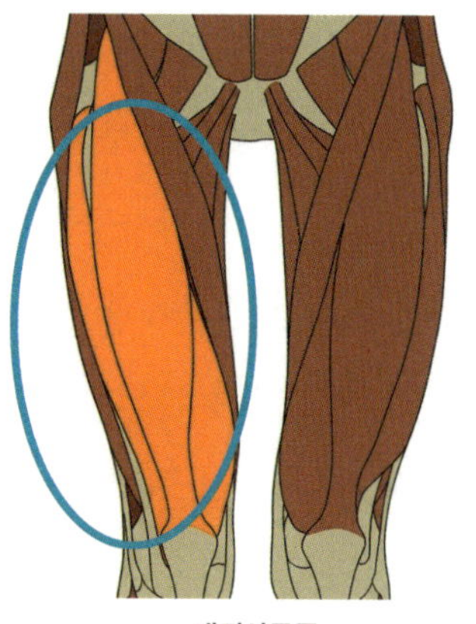

실제로 무릎이 아파서 병원을
찾은 분들 중 상당수는 무릎 관절
보다 허벅지 근육에 문제가 있습니
다. 무릎 주변 근육의 약화가 관절
염과 통증을 유발할 수 있다는 것
은 임상에서 많은 환자분들을 보면
알 수 있고, 동물 실험에서도 밝혀진 내용입니다.[4] 그러므로 무릎
주변 근육을 잘 풀어주고 관리해주는 것만으로도 무릎 통증을 크
게 줄일 수 있습니다.

무릎 앞쪽이 아플 때

중년 여성분이 절뚝이며 진료실로 들어왔습니다. 평소 무릎이
좀 약한 편이었던 환자분은 다이어트를 위해 매일 산에 올랐다고
했습니다. 그리고 얼마 지나지 않아 무릎 통증이 시작된 것입니다.
처음에는 보호대를 하고 다니면 괜찮은 정도였으나 점점 증상이
심해져서 내원했다고 덧붙였습니다. 환자분은 아픈 부위를 딱히
한 곳으로 찍기 어려워했습니다.

무릎 주변 근육들을 하나씩 눌러보며 자세히 진단해보니 역시

나 무릎 앞쪽의 대퇴사두근이 과도하게 긴장되어 있었습니다. 보통 이런 무릎 통증을 무릎 연골연화증의 범주에 넣기도 합니다. 무릎의 슬개골은 대퇴사두근에 싸인 형태로, 무릎 앞에 붙어 있습니다. 허벅지 전면 근육과 슬개골은 한 세트죠.

대퇴사두근이 과도하게 긴장되면 슬개골을 꽉 짓누르는 힘이 생기고, 이는 곧바로 슬개골과 무릎의 마찰로 이어집니다. 슬개골의 뒷면과 무릎의 전면에 마찰이 생기면 염증을 유발하죠. 약한 허벅지 근육으로 무리하게 운동하면 무릎 앞쪽에 퇴행성 관절염 같은 통증이 느껴질 수 있습니다.

또 근육량이 많지 않은 분들이 새로운 운동을 시작할 때 최대치로 힘을 쓰는 바람에 무릎 통증을 느끼기 쉽습니다. 처음 2주 동안은 할 수 있는 최대 운동량의 50퍼센트, 그 다음 2주는 70퍼센트, 그 다음 2주는 100퍼센트, 이렇게 점진적으로 운동량을 늘려가야 무릎 통증을 예방할 수 있습니다.[5]

무릎 앞쪽이 아플 땐 허벅지 앞쪽 근육이 너무 긴장해서 무릎뼈를 잡아당기고 있는 것은 아닌지, 허벅지 뒤쪽 근육이 너무 약해서 균형이 깨진 것은 아닌지 점검해야 합니다. 또 고관절의 움직임이 제한되어도 무릎 앞에 통증이 생길 수 있으니 함께 살펴봐야 합니다.

무릎 앞쪽보다도 더 흔한 통증이 무릎 안쪽에서 발생합니다. 무릎 안쪽 측면에 통증을 느낀다면 거위발건염을 의심해봐야 합니다. 퇴행성 관절염과 증상은 비슷하지만 그보다 치료가 쉽습니다. 중년 이후 무릎이 쑤시고 걸을 때마다 찌릿하다면, 단순히 퇴행성 관절염을 의심할 게 아니라 거위발건염 같은 근육 관련 질환도 고려해봐야 합니다. 무릎 골관절염 환자의 20~46퍼센트는 거위발건염이 동반된다는 연구가 있을 정도입니다. 하지만 많은 분이 자신의 무릎 통증이 거위발건염 때문이라는 사실을 잘 모릅니다.[6]

거위발건염은 허벅지 안쪽 근육인 내전근과 햄스트링 일부가 모여드는 무릎 안쪽 측면에 염증이 생기는 증상입니다. 앉았다 일어날 때, 무릎을 꿇을 때 따끔한 통증이 느껴집니다. 다리를 자주 꼬거나 한쪽으로 체중을 싣고 서 있는 습관이 있으면 잘 발병하며, 내전근의 유연성이 떨어졌거나 짧아졌을 때도 쉽게 유발됩니다.

거위발건염이 있는 분들 중에는 복재신경포착증후군이라는 신경 관련 통증이 함께 나타나는 경우도 많습니다. 이때는 가만히 있을 때도 무릎 안쪽이 콱콱 쑤시는 듯한 통증이 느껴지고, 심한 경우 밤에 통증 때문에 잠을 설치거나 자주 깹니다. 신경이 자극되고 있다는 신호이므로, 이런 증상이 있다면 꼭 전문가의 진료를 받아보는 것이 좋습니다.

거위발건염과 복재신경포착증후군 모두 퇴행성관절염으로 자주 오인받는 무릎 통증입니다. 무릎 안쪽이 아프다면 허벅지 안쪽의 근육들을 잘 마사지하거나 스트레칭을 꾸준히 하는 것만으로도 통증이 상당히 줄어들 수 있습니다.

20대 남성 환자분이 오른쪽 다리를 쩔뚝이며 들어왔습니다. 젊은 남성분들은 축구나 달리기 등 격한 운동을 하다 허벅지 뒷면이나 종아리 근육이 파열되어 급성 통증이 생기기도 합니다. 하지만 환자분은 평소보다 심한 운동을 한 것도 아닌데 보름 전부터 오른쪽 다리 뒤가 아프다고 했습니다.

환자분께 정확히 아픈 위치를 짚어보라고 하니 허벅지도 종아리도 아닌 바로 무릎 뒷면, 오금 부위를 짚었습니다. 무릎이 접히는 슬와 주름이 있는 오금 부위는 가장 드물게 통증이 발생하는 위치입니다. 다른 부위에 비해 비교적 힘을 적게 받는 부위이기 때문이죠.

무릎 뒷면에 통증이 느껴지면 무릎에 물이 차지 않았는지 반드시 살펴봐야 합니다. 무릎에 물이 차면 무릎 앞면이 뻑뻑하고 불편해집니다. 그다음 동반되는 불편감이 바로 무릎 뒷면 통증입니다.

무릎 뒷면은 허벅지 뒤쪽 근육인 햄스트링이 과도하게 긴장되거나 무릎 뒤쪽에 위치한 혈관 및 신경이 압박될 때도 통증이 생깁니다. 또한 베이커 낭종이라고 불리는 물혹이 통증을 유발하기도 합니다. 이 경우는 무릎을 굽혔다 펼 때 뻣뻣하거나 묵직한 통증이 함께 나타납니다. 베이커 낭종은 물을 빼더라도 다시 차는 경우가 많아 치료가 쉬운 편은 아닙니다. 하지만 오금근의 문제는 비교적 쉽게 치료가 됩니다.

병원 진료가 필요한 경우

- 무릎이 붓고 열이 난다.
- 계단을 오르내릴 수가 없을 정도로 아프다.
- 다리가 저리고 감각이 둔해진다.
- 걸을 때마다 무릎이 빠지는 느낌이 든다.
- 걷지 않을 때도 무릎이 쑤시고 아프다.

이렇게 관리해보세요

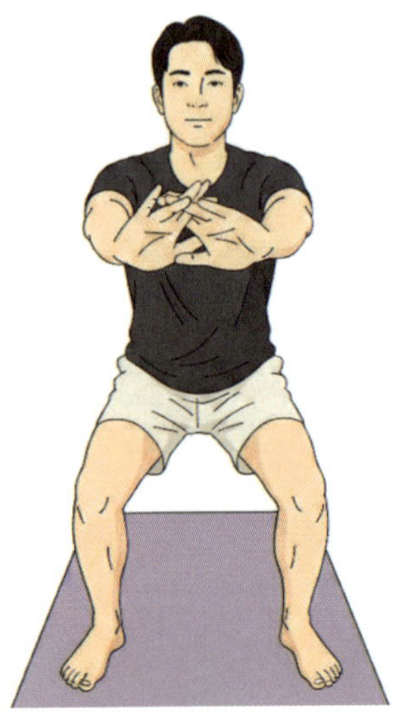

1. 무릎 스트레칭&허벅지 근육 강화

허벅지 앞쪽과 뒤쪽 근육을 번갈아 스트레칭하고, 스쿼트나 브릿지 운동 등으로 근력을 길러주는 것이 좋습니다. 단 통증이 있는 날은 무리하지 말고 가동 범위를 줄여 천천히 반복하세요.

2. 엉덩이 근육 깨우기

고관절이 제 기능을 하지 못하면 무릎에 과부하가 생깁니다. 엉덩이를 조이는 브릿지 동작이나 옆으로 다리 들기 운동 등으로 엉덩이 근육을 자극해주세요.

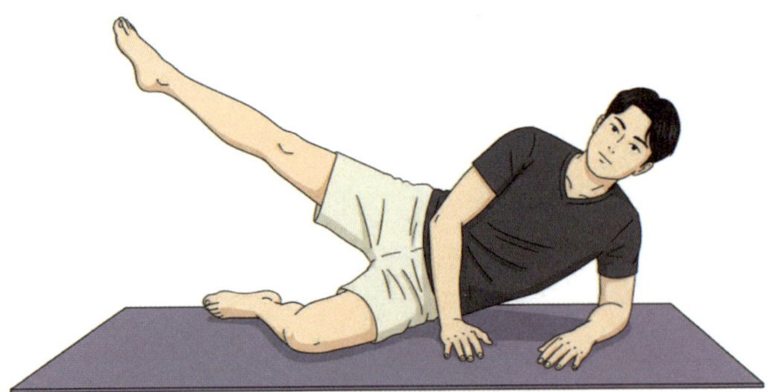

3. 무릎 찜질

무릎 주변 근육이 긴장되어 있을 때는 따뜻하게 해주는 것만으로도 통증이 줄어들 수 있습니다. 무릎 앞쪽, 안쪽, 뒤쪽에 온찜질을 하거나 부드럽게 문질러 근육을 이완시켜주세요.

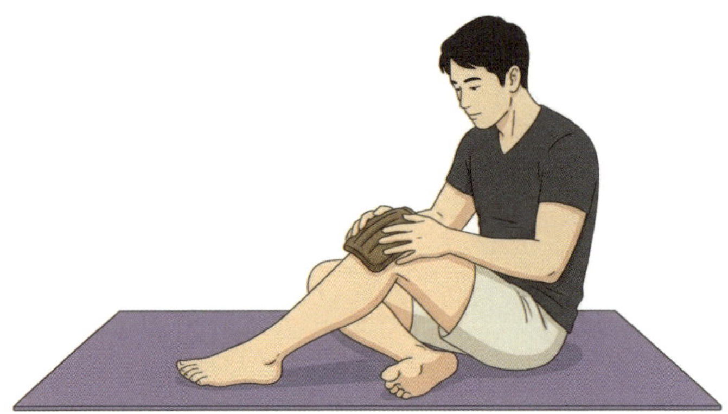

4. 걷는 자세와 신발 점검하기

발목이 안으로 꺾이거나 한쪽 발바닥이 심하게 닳은 신발은 무릎 통증의 원인이 될 수 있습니다. 편안한 쿠션감이 있는 신발을 신는 것이 좋습니다.

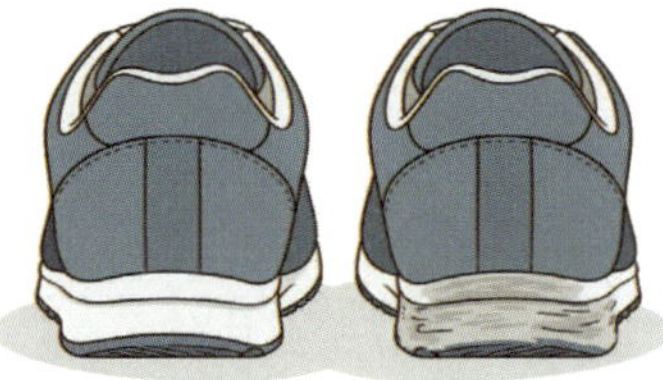

자다가 쥐가 나는 종아리

미국에서는 성인의 약 6퍼센트 정도가 한달에 5회 이상 쥐가 난다는 연구가 있습니다.[7] 이 연구에서는 쥐가 나는 빈도가 곧 수면의 질, 전신 건강의 척도라고 강조합니다. 20명 중 한 명이 월 5회 이상 쥐가 난다는 사실은 좀 놀랍습니다. 하지만 진료실을 찾는 수많은 분들을 보면 그럴 것도 같다는 생각이 듭니다. 최근 60대 이상 환자분들이 자다가 종아리에 쥐가 나서 벌떡 일어났다는 이야기를 많이 합니다. 최근에 내원한 60대 여성 환자분은 이렇게 말했습니다.

"며칠 밤 동안 쥐가 나서 잠을 설쳤어요. 어떨 땐 너무 아파서 울 때도 있어요. 쥐가 나면 그날 밤은 잠을 못 자요. 자다가 또 언제 쥐가 날지 모르니까 요즘은 매일 밤이 공포예요."

약국에서 마그네슘을 사다 먹어도 보고, 마사지도 받아보고, 온

갖 방법을 다 써봤지만 효과가
없었다고 합니다. 그런데 어느
날, 환자분이 이런 말씀을 했습
니다.

"선생님, 저 요즘 쥐가 나면
그냥 침대 밑으로 내려와서 바닥
에 똑바로 서요. 그러면 금방 풀
리더라고요."

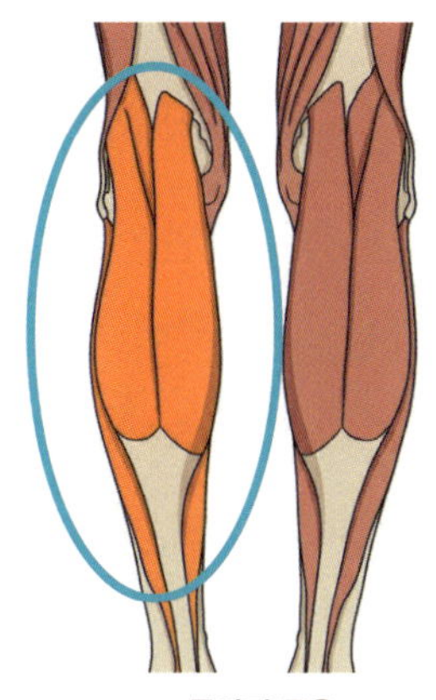

종아리 근육

저는 감탄했습니다. 본인의 몸을 세심하게 관찰하고 대응했기
때문입니다. 실제로 쥐가 났을 때 바닥에 두 발을 딛고 서면 쥐가
빨리 풀립니다. 자는 동안 사람의 발끝은 자연스럽게 아래를 향합
니다. 마치 발레나 수영을 하듯 발끝을 쭉 뻗은 자세가 되죠. 이 때
종아리 근육이 수축되고 딱딱해지므로 작은 자극만으로도 쉽게
경련이 일어날 수 있습니다.[8]

반면에 서 있을 때는 발목이 90도를 이루고 종아리 근육이 자
연스럽게 늘어난 상태가 됩니다. 그래서 쥐가 나서 잠에서 깼을
때, 바닥에 내려와 반듯하게 서면 종아리 근육이 강제로 늘어나면
서 통증이 줄어드는 것이죠. 이 원리를 이용해 평소 자기 전 발끝
이 아래로 꺾이지 않도록 수건이나 쿠션으로 받쳐주면 잘 때 쥐가
나는 것을 예방할 수 있습니다.

근육 수축과 이완을 조절하는 데 필요한 전해질인 칼슘, 마그네슘, 나트륨, 칼륨 등이 부족하면 근육이 제때 이완되지 못하고 경련을 일으킬 수 있습니다. 특히 마그네슘은 칼슘과 함께 신경 자극을 조절하며 근육의 정상적인 수축과 이완을 돕습니다. 그러므로 마그네슘과 칼슘이 부족하면 신경 신호 전달이 원활하지 않고 근육이 제때 이완되지 못해 쥐가 잘 나게 됩니다. 또 혈액순환이 원활하지 않거나 다리 근육이 차가워져도 쥐가 잘 납니다. 이뇨제를 복용 중이거나 수분을 충분히 섭취하지 않는다면 전해질 균형이 깨지면서 쥐가 자주 날 수 있습니다. 또 허벅지 뒤쪽 근육인 햄스트링도 함께 체크해야 합니다. 종아리로 가는 신경과 혈관은 대부분 허벅지 뒤를 지나갑니다. 이 부분이 단단하게 뭉치면 종아리로 가는 혈류와 신경 자극이 막히면서 쥐가 날 수 있습니다.

잘 때 만큼이나 쥐가 많이 나는 환경이 어디일까요? 바로 수영장입니다. 수영을 하다 보면 발가락이 꼬이듯 쥐가 나거나 종아리와 발가락이 뻣뻣하게 굳어지는 경험을 할 수 있죠. 수영장에서 쥐가 잘 나는 이유는 2가지입니다. 먼저 발가락을 쭉 뻗어 수면 자세

처럼 종아리 근육을 수축시킨 자세로 힘을 주기 때문이고, 두 번째
는 체온보다 낮은 물 온도입니다.[9] 차가운 물에 들어가면 중심 체
온을 보존하기 위해 팔다리로 향하는 혈류가 줄어듭니다. 그런 상
태에서 발을 뻗거나 힘을 주면 순간적으로 강한 수축이 일어나면
서 쥐가 나는 것이죠. 이럴 땐 따뜻한 물로 샤워하거나 다리를 따
뜻하게 마사지해주면 금세 호전됩니다.

병원 진료가 필요한 경우

- 매일 쥐가 나고 통증이 몇 분 이상 지속된다.
- 다리에 감각이 둔해지거나 힘이 빠지는 느낌이 든다.
- 다리가 붓거나 색이 변하거나 저리는 증상이 동반된다.
- 평소에 당뇨, 신장 질환, 갑상선 이상이 있다.

이렇게 관리해보세요

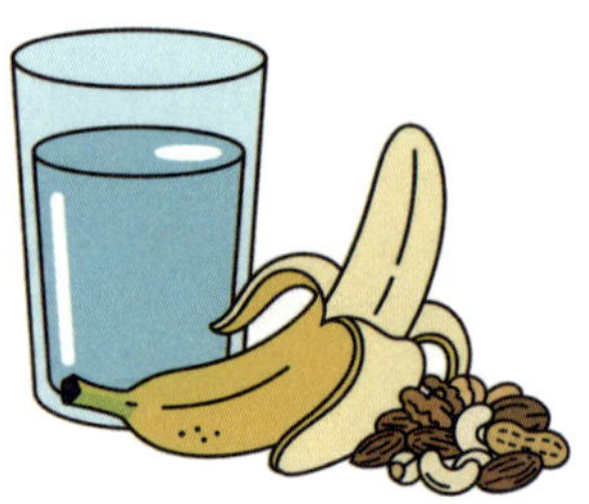

1. 자기 전 충분한 수분 섭취

잠에 들기 30분 전에 미지근한 물 한 잔을 마십니다. 바나나, 견과류 한 줌을 곁들이면 전해질 보충에 도움이 됩니다.

2. 발끝 스트레칭, 종아리 뒤 마사지

발끝을 몸 쪽으로 천천히 당기는 동작을 30초씩 좌우 반복하세요. 햄스트링 스트레칭도 함께 하면 효과가 배가 됩니다. 종아리 뒤쪽 승근, 승산 부위를 손으로 누르거나 마사지볼로 굴려주세요.

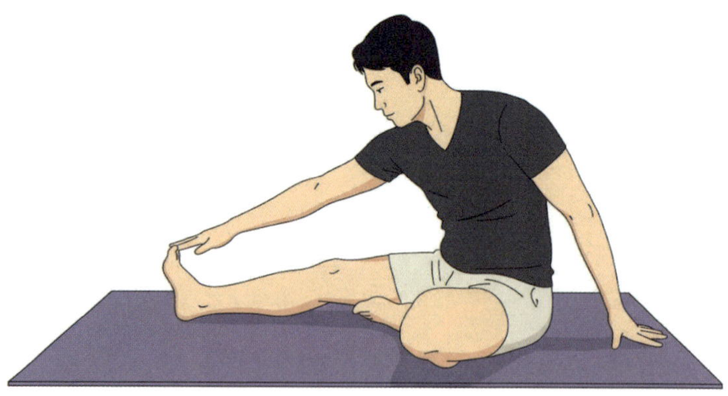

3. 수면 자세 조정

발끝이 아래로 툭 떨어지지 않도록 발 밑에 수건이나 작은 쿠션을 깔아 발끝을 세워줍니다. 이때 발목이 과하게 올라가지 않도록 조절하는 것이 좋습니다. 무릎 아래에도 얇은 쿠션이나 접은 수건을 깔아주면 자세를 더 편안하게 유지할 수 있습니다.

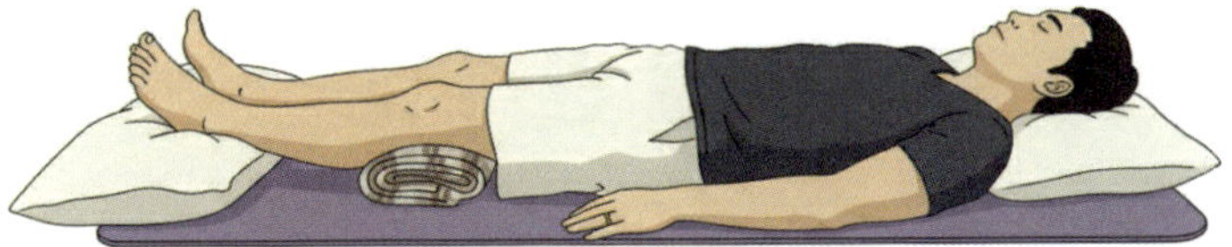

4. 찬물에 갑자기 들어가지 않기

수영장에 들어가기 전에는 충분한 준비 운동으로 몸을 풀어줍니다. 수영 후에는 따뜻한 물로 샤워를 꼭 해주세요.

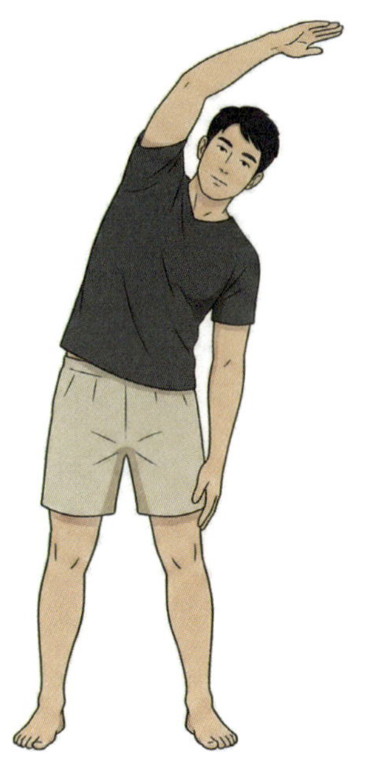

아침에 첫발을 딛는 순간 찌릿한 발바닥

40대 여성분이 괴로운 표정으로 진료실에 들어왔습니다. "아침에 자고 일어나서 발을 디디면 뒤꿈치가 찌릿찌릿해서 걸을 수가 없어요"라는 첫마디를 듣자마자 저는 이 통증의 정체를 짐작할 수 있었습니다. 족저근막염의 전형적인 양상이었죠. 이 병의 특징은 아침에 일어나서 첫 걸음을 디딜 때 가장 아프고, 조금 걸으면 괜찮아지다가 낮에 장시간 서 있거나 오래 걸으면 다시 심해진다는 것입니다.

처음 아프기 시작할 때가 벌써 1년 전이라고 했으니 꽤나 오랫동안 불편감을 겪은 셈입니다. 환자분은 계속 절뚝이다 보니 무릎과 고관절까지도 통증이 생겼다고 했습니다. 그동안 스테로이드 주사도 맞아보고, 체외충격파 치료도 받아보고, 약도 먹어봤지만 잠시 좋아졌다가 다시 통증이 반복될 뿐이라며 속상해했죠. 환자분처럼 족저근막에 문제가 생겨 걷는 자세가 바뀌고 그로 인해 무릎과 고관절까지 영향을 받는 경우는 드물지 않습니다.[10]

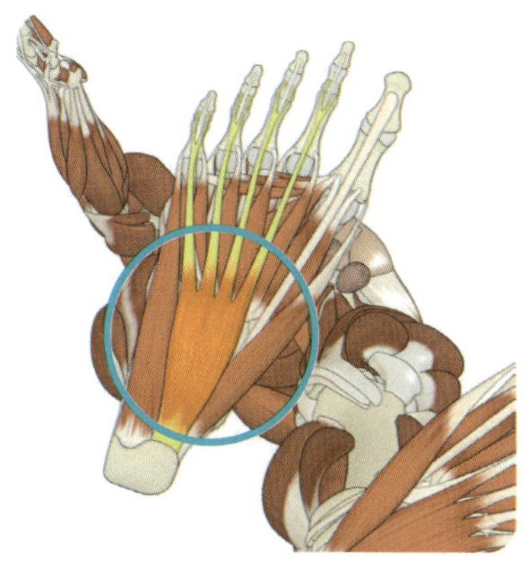

족저근막

족저근막염은 이름에 들어간 '염'자로 알 수 있듯이 염증입니다. 많은 분이 단순하게 일단 염증이 사라진다면 통증에서 벗어날 것이라 생각합니다. 하지만 멀쩡하던 발, 별일 없던 뒤꿈치에 '왜 염증이 생겼는지'를 파악해야 합니다. 그렇지 않으면 통증에서 벗어날 수 없기 때문입니다.

족저근막염은 오그라든 족저근막을 원상태로 이완하는 것이 가장 중요합니다. 뒤꿈치의 염증과 통증은 족저근막이 오그라들어 당기는 견인력과 마찰력의 부산물일 뿐입니다. 족저근막을 오그라들게 만드는 대표적인 요소는 종아리 근육과 허벅지 뒷면의 긴장입니다.

인체는 유기적이며 한 부위의 이상은 필연적으로 다른 부위에 영향을 미칩니다. 아픈 건 발바닥 뒤꿈치더라도 문제의 원인을 찾을 때는 폭넓게 발바닥과 종아리, 허벅지까지 살펴야만 합니다.

단순히 발바닥이 아프다고 해서 무조건 족저근막염으로 단정해서는 안 됩니다. 특히 치료를 몇 달 동안 받았는데도 호전이 없다면, 처음부터 진단을 다시 점검해야 합니다. 뒤꿈치 위쪽이나 발 뒤쪽에 통증이 있다면 족저근막염이 아니라 아킬레스건염일 수 있습니다. 또 발바닥 앞쪽이 저리고 찌릿한 통증이 생긴다면 신경을 압박하는 지간신경종일 수 있습니다. 엉치나 허리의 신경이 눌려 발바닥까지 통증이 퍼지는 경우도 있습니다. 이럴 땐 발이 아니라 척추를 치료해야 하죠.

족저근막염 환자의 80퍼센트는 종아리 근육이 긴장되어 있다는 연구 결과가 있을 정도로 실제 진료실에서 만나는 족저근막염 환자들의 대부분은 종아리의 뻐근함이나 뭉침을 함께 호소합니다.[11] 종아리 근육의 문제를 해결해줘야 족저근막염을 근본적으로 해결할 수 있다는 이야기입니다.

종아리 근육이 긴장되면 아킬레스건을 통해 뒤꿈치를 위로 당기는 힘이 커지고, 그로 인해 족저근막도 강하게 당겨지면서 통증이 심해지죠. 종아리보다 더 위쪽인 엉덩이나 허벅지 뒷부분도 함께 확인해봐야 합니다. 엉덩이 근육의 약화 혹은 과도한 사용에 의한 근육 단축이 발바닥 통증으로 이어지는 경우가 많기 때문입니다.[12] 특히 좌골 신경이 지나가는 엉덩이 근육이 뭉쳐 있거나, 요추에서 신경이 눌리면 그 통증이 발바닥까지 이어질 수 있습니다.

병원 진료가 필요한 경우

- 발바닥 통증이 수개월 이상 지속되며 점점 심해진다.
- 밤에도 통증이 심해 잠들기 어렵다.
- 가만히 있어도 발바닥이 욱신거린다.
- 발 저림, 감각 둔화, 타는 듯한 통증이 동반된다.
- 양쪽 발이 동시에 아프다.

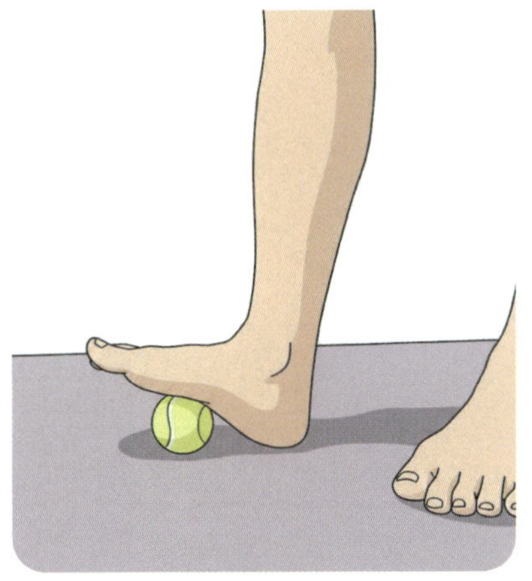

1. 발바닥 스트레칭

아침에 일어났을 때 앉아서 수건이나 밴드를 걸어 발가락을 몸 쪽으로 당겨보세요. 골프공이나 팥 주머니를 이용하여 발바닥 밑 옴폭한 부위(족궁)를 꼭꼭 눌러 마사지하는 것도 좋습니다.

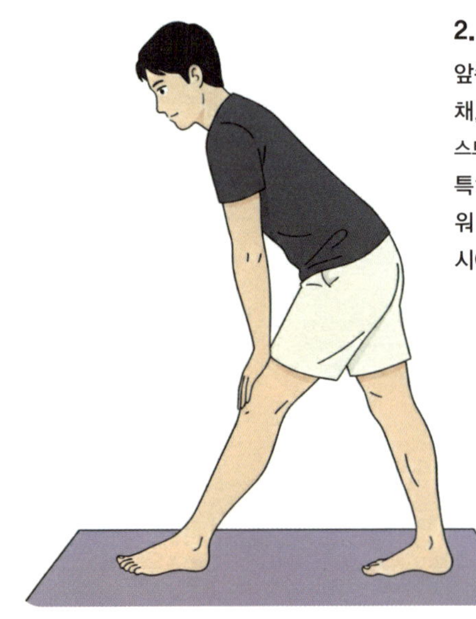

2. 엉덩이, 허벅지 뒤쪽 스트레칭

앞쪽 다리를 쭉 펴고 발끝을 들어 올린 채, 상체를 앞으로 기울여 허벅지 뒤(햄스트링)를 깊게 늘리는 스트레칭입니다. 특히 골반을 뒤로 빼고 허리를 곧게 세워 기울이면 허벅지 뒤와 종아리까지 동시에 시원하게 늘어납니다.

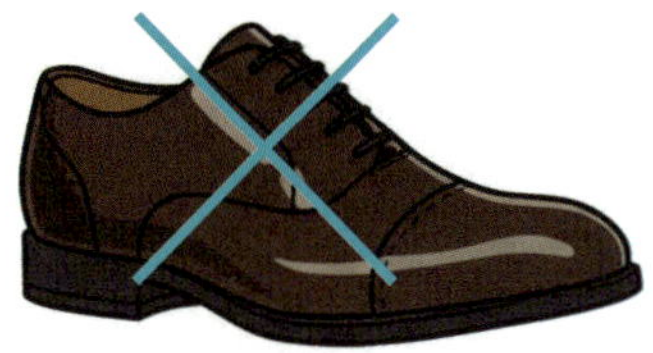

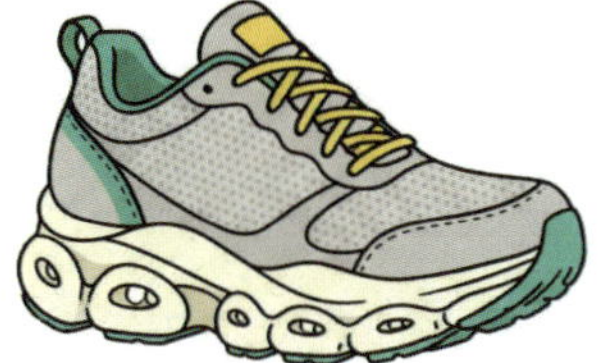

3. 생활 습관 점검

오래 서 있을 땐 중간중간 발을 쉬게 해 주세요. 또 평소에는 딱딱한 신발보다 충격을 흡수해주는 쿠션감 있는 신발을 신는 것이 좋습니다. 체중이 늘어나면 발에 가해지는 압력이 커지므로 체중 관리도 통증 완화에 도움이 됩니다.

쓰면 쓸수록 아픈
손목, 팔꿈치, 손가락

육아로 심한 손목 통증이 생겨 보호대를 하고 계신 분들을 자주 만납니다. 아기에게 옷을 입혀줄 때, 머리 뒤를 손으로 받쳐 젖을 먹이려 할 때 손목의 찌릿한 통증으로 자기도 모르게 인상을 쓴다는 분이 많습니다. 창문을 닫을 때마다 팔꿈치를 부여잡는 분도 있습니다. 이 증상의 이름은 테니스 엘보입니다. 테니스장 근처에 가본 적 없는 사람에게도 발생할 수 있습니다. 손가락은 어떤가요. 아침에 자고 일어나면 주먹이 안 쥐어지고, 급기야 손가락에서 소리가 나는 경우도 있죠. 우리가 하는 동작 대부분이 팔과 손을 사용합니다. 장시간 반복적으로 팔과 손을 쓰다 보면 이렇게 손목, 팔꿈치, 손가락에 문제가 발생하곤 합니다.

일주일에 5회 이상 골프 연습장에 가는 지인이 진료를 받으러 왔습니다. 최근 들어 손이 저리다는 것이 주요 증상이었습니다. 엄지부터 검지, 중지 끝이 특히 저리다고 했습니다. 손의 저림은 그 위치에 따라서 각각 다른 신경이 눌린 결과입니다.

흔히 알려진 것은 손목터널증후군입니다. 손을 많이 쓰는 현대인에게 가장 흔한 질병이죠. 무언가를 꽉 쥐고 있는 동작을 반복적으로 하면 손목터널증후군이 곧잘 생깁니다.[13] 그래서 주로 주부들이나 식당에서 일하는 분들, 또는 마우스를 쥐고 일하는 직장인들에게서 흔히 발견할 수 있습니다. 지인의 경우 골프채를 강하게 장시간 쥐면서 손목터널증후군이 발생한 것이었죠. 보통 손가락이 많이 저린데 때로는 손바닥이 저리기도 합니다. 척골신경포착처럼 근력의 약화가 생기지는 않지만 상당히 고통스럽습니다.

많은 분이 취미나 직업 활동을 하다가 다양한 통증을 얻습니다. 병원에서는 잠깐 쉬어야 한다고 이야기하지만 쉽지 않습니다. 이전에 누리던 취미 생활, 그리고 직업 활동을 단칼에 그만둘 수는 없기 때문입니다. 그러므로 통증을 야기하는 요소들을 정확히 언급하고, 피할 수 있는 방안을 제시해주는 것이 더 합리적입니다.

출산을 한 지 5개월이 된 환자분이 진료실을 찾아왔습니다. 아기를 씻길 때 손가락을 벌려서 아기 목을 잡으면 엄지가 너무 아파서 힘을 줄 수가 없다고 했습니다. 이는 드퀘르뱅증후군 또는 손목건초염이라고 하는 엄지 쪽 손목의 통증입니다. 드퀘르뱅증후군은 'Baby wrist'로 불리기도 합니다. 아기를 돌보는 분들이 자주 겪기 때문에 그런 별명이 붙은 것입니다. 육아하면서 엄지를 쫙쫙 벌려 사용하는 일이 많기 때문에 발병하죠.

엄지 아래 볼록하게 솟아 있는 근육인 엄지둔덕근을 너무 과하게 사용하면 근육이 단축되면서 인대를 잡아당겨 마찰이 생깁니다. 정도가 심하지 않을 때는 엄지둔덕근을 열심히 마사지해주는 것만으로도 좋은 효과가 있습니다. 손목이 아파 아기를 씻기기도 어렵다며 한숨을 쉬던 환자분은 벌써 세 살 아기의 엄마가 되었습니다. 두 달간의 치료 이후 여전히 손목 통증 없이 잘 지내고 있습니다.

팔꿈치 안쪽이 아프면 주관절내상과염입니다(골프 엘보). 팔꿈치 안쪽에 염증이 생겼다는 의미죠. 팔꿈치 바깥쪽이 아프면 주관절외상과염입니다(테니스 엘보). 팔꿈치라는 구조물은 특이합니다. 손목을 굽히는 모든 근육이 팔꿈치 안쪽의 딱 한 지점에 옹기종기 붙어 있고, 손목을 젖히는 모든 근육은 팔꿈치 바깥쪽에 붙어 있습니다. 이렇게 각기 근육들이 붙어 있는 자리에 염증이 생기면 손을 쓸 때마다 팔꿈치의 안쪽이나 바깥쪽이 몹시 아픈 것이죠. 이 염증의 원인 역시 팔의 과도한 사용으로 인한 근육 단축입니다.

골프 엘보와 테니스 엘보는 둘 다 일상 생활에 큰 지장을 줍니다. 물건을 들거나 밀거나 당길 때 통증을 유발하기 때문입니다. 골프 엘보는 심해지면 세수하거나 식사할 때도 통증을 느낄 수 있습니다.

주부를 괴롭히는 손가락 관절염

50대 이후 여성 환자분들 중에 손가락 통증으로 내원하는 분들이 점점 늘고 있습니다. 손가락 마디가 뻣뻣하고 아프다면 손가락 관절에 염증이 생기는 골관절염일 수 있습니다. 관절 안의 연골이 닳고 주변 조직에 염증이 생기면서 발생하는 증상으로, 손을 많이 쓰는 직업이거나 반복적인 가사 노동을 하는 분들께 자주 나타나죠.

하지만 모든 손가락 마디 통증이 관절염은 아닙니다. 어떤 경우는 손가락 주변 힘줄이 굳거나 혈액순환이 원활하지 않을 때 통증이 나타나기도 합니다. 손가락 끝이 저리면서 감각이 둔한 느낌이 있다면 목이나 어깨, 팔꿈치에서 신경이 눌리고 있을 가능성도 있습니다. 자면서 손을 구부리고 자는 습관이나 스마트폰을 장시간 사용하는 생활 습관도 손가락 통증을 유발하는 주요 원인입니다.

병원 진료가 필요한 경우

– 손이 저려서 밤에 자주 깬다.
– 팔꿈치가 아파서 컵도 못 들겠다.
– 힘을 줘서 손가락을 펼치려고 할 때 관절 부분에 뭔가 고정된 것 같은
  느낌이 든다.
– 손에 힘이 빠지고 자꾸 물건을 놓친다.
– 손가락 마디가 부어오르고 열감이 느껴진다.
– 손가락이 점점 변형되는 듯한 느낌이 든다.

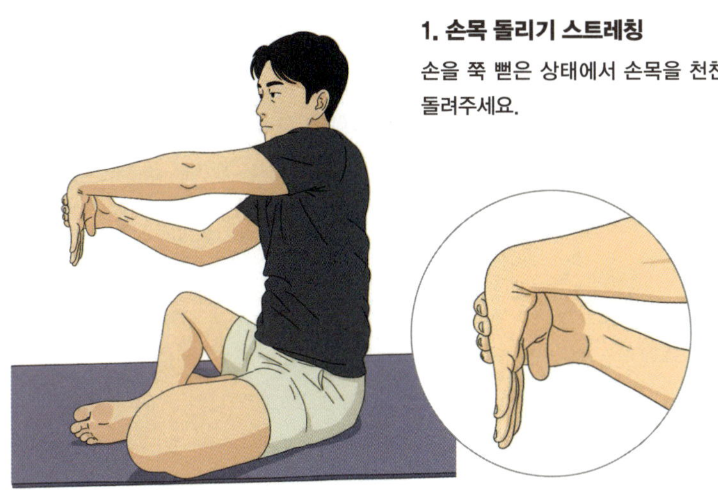

1. 손목 돌리기 스트레칭

손을 쭉 뻗은 상태에서 손목을 천천히
돌려주세요.

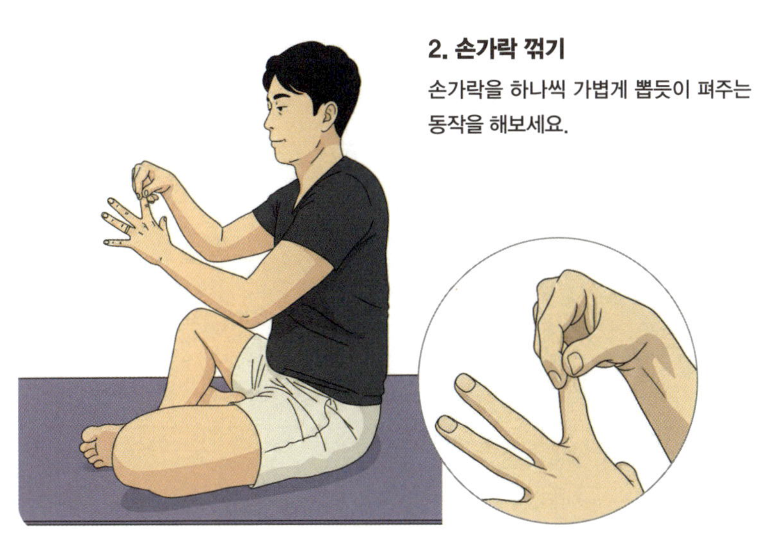

2. 손가락 꺾기

손가락을 하나씩 가볍게 뽑듯이 펴주는
동작을 해보세요.

3. 손을 따뜻한 물로 마사지하기

자기 전에 손을 따뜻한 물에 담그면 통증 완화에 효과적입니다.

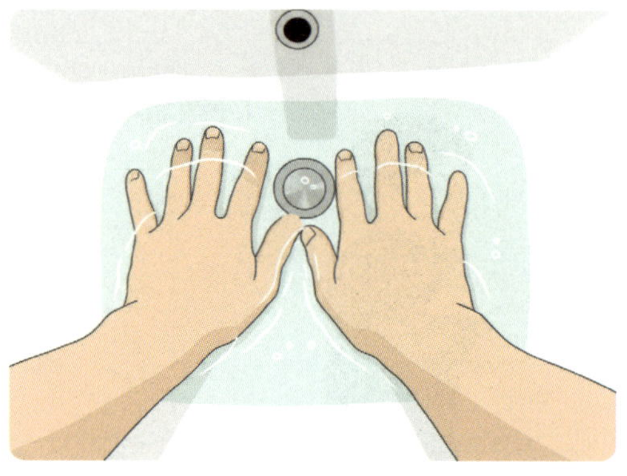

4. 손을 쉬게 해주기

마우스나 스마트폰을 장시간 사용한 뒤에는 손목을 풀어주고 손가락을 꾹꾹 눌러 마사지해
줍니다.

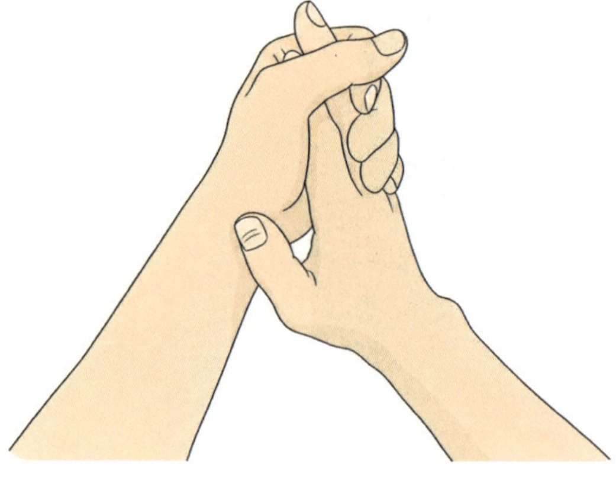

밥도 못 먹을 정도로
욱신거리는 턱

고3 학생이 어머니와 함께 진료실로 들어왔습니다. 턱이 아파서 제대로 음식을 씹지 못해 죽이나 부드러운 음식만 먹고 있다고 했습니다. 턱관절 장애 또는 악관절 장애라고 불리는 증상입니다. 밥도 제대로 못 먹을 정도인데 왜 이제서야 치료를 받는지 물었더니 환자분은 처음에는 귀가 아파서 이비인후과를 찾았고 그 다음에는 치아가 아픈 것 같아 치과에 다녀온 뒤에야 턱관절 문제를 의심했다고 했습니다. 이렇게 턱관절 통증으로 고생하는 분들이 도대체 어디에서 치료를 받아야 하나 고민합니다. 통증 자체가 어디에서 느껴지는지 판별하기 어렵기 때문입니다. 그래서 치료 시기를 놓치는 경우가 많습니다.

턱관절 통증은 다양한 증상을 동반하는데, 그중 대표적인 것이 목과 어깨의 통증, 두통과 어지러움입니다. 때로는 이명이 있고 귀가 막힌 듯한 느낌을 받거나 심한 피로감도 겪습니다.[14] 턱관절 통증을 위해 치료를 시작했다가 생각지도 않았던 다른 증상까지 치료하기도 합니다.

대표적인 턱관절 통증의 원인 중 하나는 '측두하악관절장애'입니다. 입을 벌릴 때 아프거나 턱에서 '딱' 소리가 나거나 입이 잘 안 벌어지거나 비대칭으로 벌어지는 증상이 있습니다. 원인는 턱관절 자체보다는 주변 근육 때문인 경우가 훨씬 많습니다. 음식을 오래 한쪽으로만 씹는 습관, 밤에 이를 꽉 다물거나 가는 습관은 통증을 유발합니다. 또 스트레스를 받으면 턱을 무의식적으로 꽉 다무는 것도 통증을 유발할 수 있습니다.

턱관절 통증이 있을 때는 반드시 목을 함께 살펴봐야 합니다.[15] 턱의 구조를 보면 가지런히 차곡차곡 쌓인 목뼈 위에 턱이 얹힌 형태를 하고 있습니다. 마치 탑 위에 공이 올려진 구조입니다. 목의 정렬이 바르지 못하고 기울어지면 턱관절 비대칭이

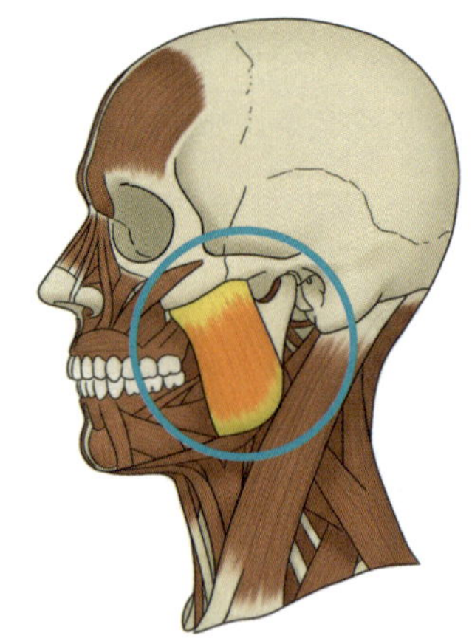

턱 근육

126

생깁니다. 턱관절 비대칭은 한쪽으로 음식을 씹게 만들고, 씹을 때 사용하는 저작근 한쪽에만 무리가 가면서 안면의 비대칭과 통증을 유발할 수 있습니다. 따라서 턱관절을 치료할 때는 목의 정렬을 잡아주는 것이 가장 중요합니다. 일자목이나 거북목처럼 목뼈가 원래의 자연스러운 곡선을 잃으면 턱이 기울어지고 틀어지죠. 이런 상태에서 매일 음식을 씹다 보면 양쪽 근육에 힘이 다르게 들어가고, 결국 턱의 불균형이 심해집니다.

턱 통증의 숨은 주범들

턱관절 통증은 관절이나 근육 외에도 다양한 곳에서 원인을 찾을 수 있습니다. 대표적인 원인은 신경통입니다. 삼차신경통은 얼굴의 신경 중 하나인 삼차신경에 문제가 생겨서 나타나는 통증입니다. 전기 충격처럼 날카로운 통증이 턱, 뺨, 입 주변을 타고 흐르는데, 굉장히 짧고 강하게 반복되는 것이 특징입니다. 또 충치, 잇몸염, 특히 사랑니 염증이 턱관절 통증으로 이어질 수도 있습니다. 염증이 아래 턱을 따라 퍼지면서 턱관절 통증처럼 느껴지는 것이죠. 흔히 축농증이라고 부르는 부비동염도 턱과 얼굴 통증의 원인이 됩니다. 위쪽 턱과 연결된 상악동에 염증이 생기면 볼 주변과 위쪽 턱, 심지어 눈 밑까지 뻐근하게 눌리는 느낌이 들기 때문입니다. 그밖에도 긴장성 두통, 편두통이 있을 때도 턱관절이 아플 수 있습니다. 턱이 머리와 목, 어깨 근육들과 긴밀하게 연결되어 있기 때문입니다.

실제로 턱관절에 문제가 있는 분들은 대부분 목 통증과 어깨 통증이 함께 나타납니다. 두통, 어지럼증, 심지어는 소화불량 같은 증상을 동반하기도 합니다. 턱부터 목, 어깨, 뇌신경계는 하나로 연결되어 있습니다.

병원 진료가 필요한 경우

- 입을 벌리기 힘들고, 입을 벌리면 크게 소리가 난다.
- 얼굴 한쪽이 심하게 저리고 찌릿한 통증이 느껴진다.
- 턱 주변이 붓고 열감이 있으며 입이 잘 벌어지지 않는다.
- 귀 안쪽에 통증이 퍼지면서 이명, 어지럼증이 나타난다.

이렇게 관리해보세요

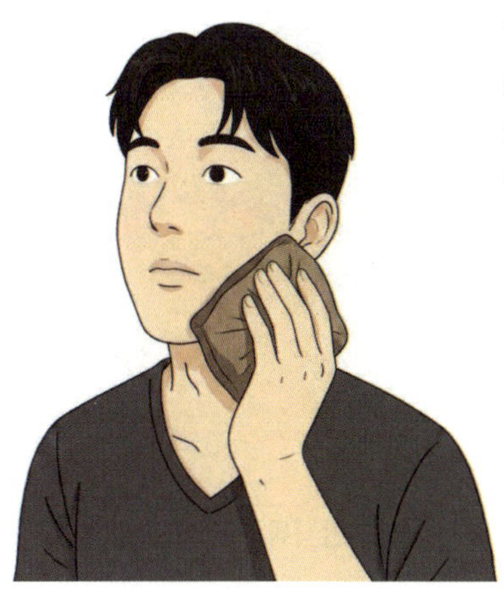

1. 턱 근육 찜질

하루 3회, 10분씩 따뜻한 수건을 귀 앞과 턱 주변에 대고 찜질해주세요. 근육 긴장이 풀리면서 통증이 완화됩니다.

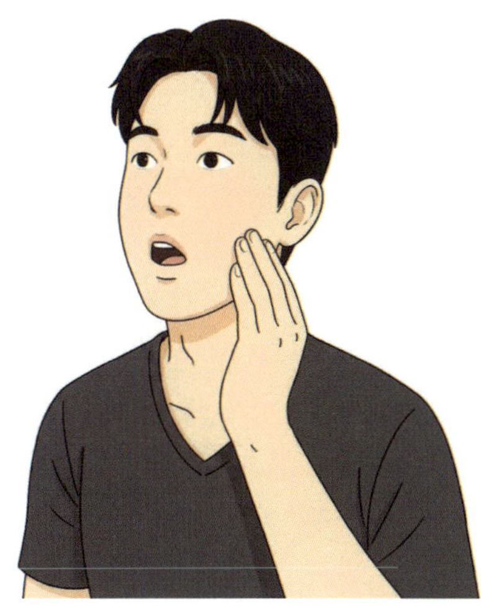

2. 턱 근육 이완 운동

혀끝을 입천장에 살짝 댄 채 입을 천천히 벌렸다 닫는 동작을 5회씩 3세트 반복합니다. 이때 턱이 앞으로 나가거나 좌우로 흔들리지 않게 주의하세요.

3. 식사 습관 교정하기

질긴 고기, 오징어, 껌 등은 한동안 피하고, 식사할 때 의식적으로 좌우 균형 있게 씹는 습관을 들입니다.

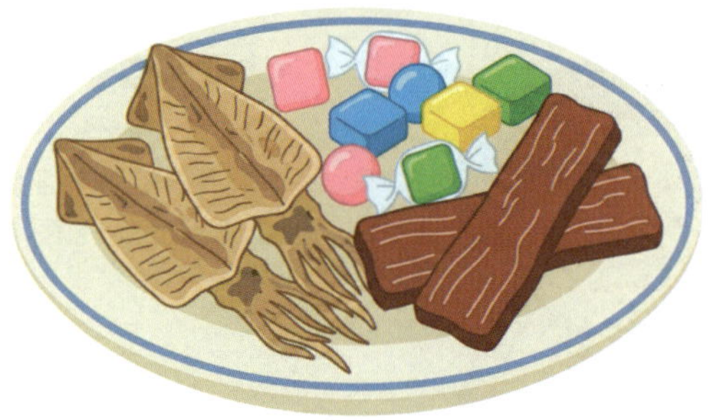

4. 일자목 교정 스트레칭

양손을 합장하듯 손바닥을 맞대고 턱 밑에 엄지를 댑니다. 그 상태로 목을 뒤로 살짝 젖히며 턱을 위로 밀어주면 목 앞쪽의 근육들이 스트레칭 됩니다.

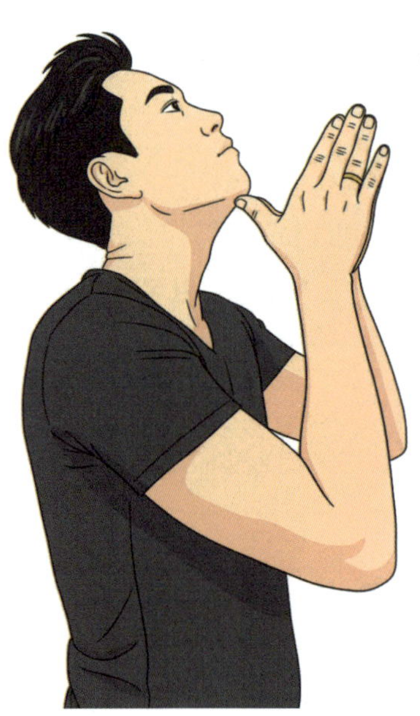

문을 당기기만 해도 뻐근한 가슴

갑자기 가슴에 통증이 느껴지면 '혹시 심장에 문제가 생긴 건 아닐까' 하고 놀랄 수 있습니다. 가슴은 심장, 폐처럼 중요한 장기가 위치한 곳이기 때문에 통증이 느껴지면 걱정됩니다. 병원에서 심전도, 흉부 엑스레이, 심초음파 등 온갖 검사를 했는데도 이상이 없다면 원인은 가슴 근육일 수 있습니다. 흉근이라 불리는 이 부위는 우리가 일상생활에서 생각보다 많이 쓰는 근육입니다. 옷을 입으려고 팔을 앞으로 모을 때, 무거운 문을 밀 때 이 근육을 쓰죠.

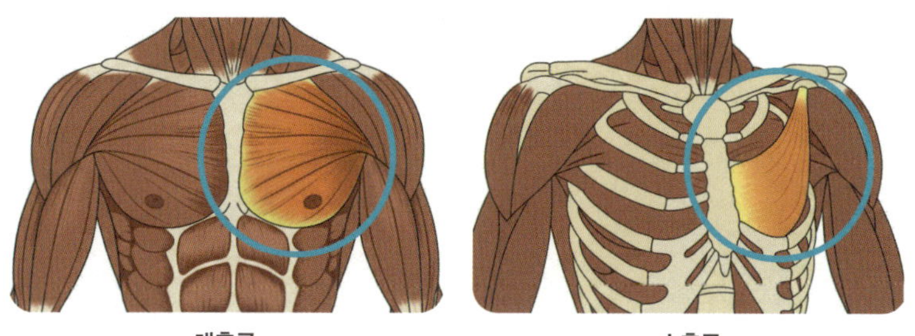

흉골이라고 하는 가슴 중앙의 뼈는 얇고 가벼운 반면에 여기 붙은 가슴 근육은 무척 힘이 좋고 강하죠. 이 근육이 확 오그라들면 뼈에 부착되어 있는 부위를 강한 힘으로 잡아당깁니다. 이때 당기는 힘에 의해 접촉면에서 불필요한 마찰이 발생하고 이는 곧바로 염증으로 이어집니다.

50대 여성분이 진료실로 들어와 복대를 찬 갈비뼈 부위를 보여 줬습니다. 1년 전에 넘어져 왼쪽 갈비뼈가 부러졌고 시간이 꽤 지났는데도 통증이 있다고 했습니다. 사람에 따라 차이는 있지만 부러진 뼈는 6주 이상이면 어느 정도 붙습니다. 그럼에도 불구하고 오랜 기간 통증을 호소하는 경우가 가끔 있는데 골절 후 만성 통증이 생겼기 때문입니다.[16] 이는 뼈와 함께 손상된 근육이 제대로 치료되지 않아서 생긴 통증입니다.

뼈는 단단하고 구조가 단순합니다. 손상 부위에 석회질이 차오르며 붙는 재형성 과정만 끝나면 기능이 대부분 회복됩니다. 반면 근육은 전혀 다릅니다. 근육은 수천 개의 미세한 근섬유가 신경, 혈관, 결합 조직과 얽혀 있는 복합 시스템이기 때문에 한 번 손상되면 신경 기능 회복, 근섬유 재생, 근막 유착 해소, 혈류 회복까지 되어야 비로소 이전처럼 움직일 수 있습니다. 대퇴사두근이나 어깨 회전근이 손상된 환자들을 보면 영상 진단으로는 염증이 사라졌는데도 근력과 유연성 회복까지 3~6개월 이상 걸리는 경우가 많습니다.

뼈가 다 붙은 이후에도 통증이 오랫동안 남아 있는 것은 골절 부위 주변 근육의 회복 속도가 더 느리기 때문입니다. 핫도그를 한 번 떠올려보세요. 겉을 싸고 있는 핫도그 빵이 근육이라면 핫도그 안에 위치한 소시지는 뼈라고 할 수 있습니다. 충격에 의해서 핫도그의 소시지가 부러졌는데, 소시지를 둘러싸고 있는 빵은 멀쩡할까요?

현대 의학에서는 부러진 뼈는 무척 중요하게 생각하지만 그 뼈를 둘러싼 근육은 잘 생각하지 않는 경우가 많습니다.

병원 진료가 필요한 경우

- 가슴 통증과 함께 숨이 차거나 흐르는 식은땀이 난다.
- 왼쪽 팔, 턱, 목, 등까지 가슴 통증이 퍼진다.
- 움직이지 않아도 가슴 통증이 계속된다.
- 극심한 피로감이나 어지럼증, 오심, 구토, 속 쓰림을 함께 느낀다.
- 가슴을 쥐어짜는 듯한 통증이 20~30분 이상 지속되고, 호흡 곤란, 식은땀, 구역감이 동반된다.

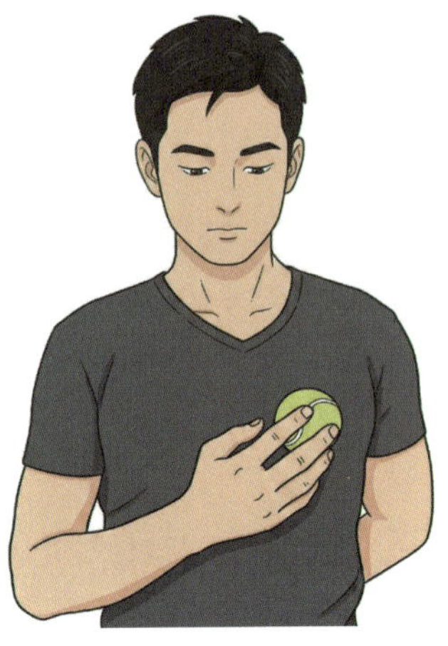

1. 대흉근 마사지

쇄골 아래, 가슴 상부에서 팔과 이어지는 부위를 마사지볼로 1~2분 정도 천천히 눌러주며 풀어줍니다.

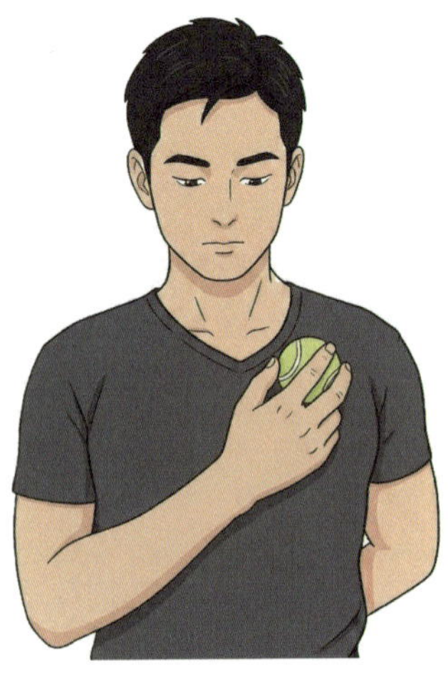

2. 소흉근 마사지

겨드랑이 앞쪽, 갈비뼈와 어깨뼈를 잇는 부위를 마사지볼로 천천히 눌러줍니다.

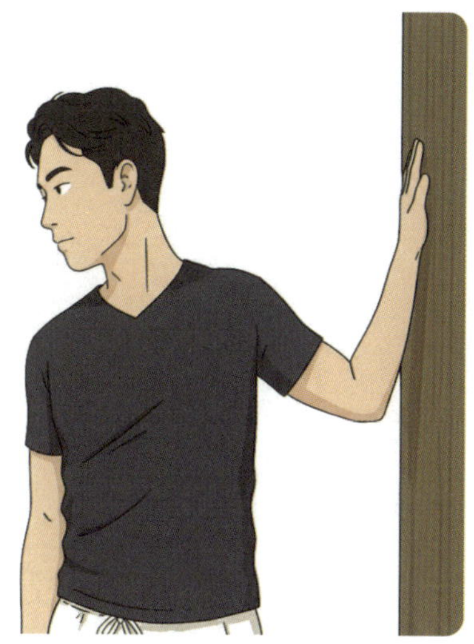

3. 문 스트레칭

문이나 벽에 팔을 'L'자 모양으로 대고 가슴을 앞으로 살짝 내밀며 스트레칭합니다. 하루 2~3회, 30초씩 유지하세요.

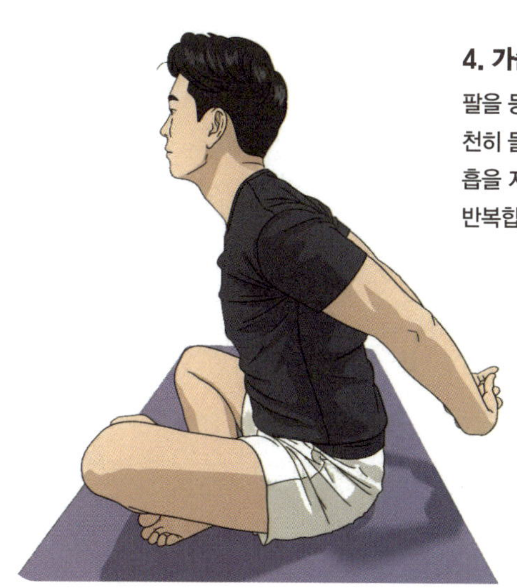

4. 가슴 근육 늘리기

팔을 등 뒤로 두고 두 손은 깍지 낀 채 천천히 들어올리며 가슴을 활짝 엽니다. 호흡을 자연스럽게 하면서 10초 유지, 3회 반복합니다.

ENCYCLOPEDIA OF
PAIN

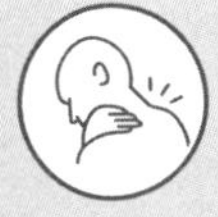  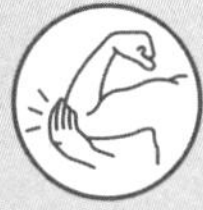 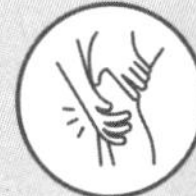

4장

통증이 알려주는
몸과 마음의 상태

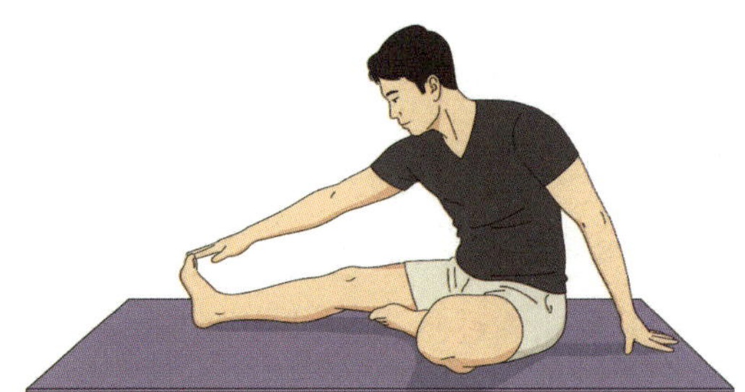

몸의 균형이 무너졌을 때

가방을 주로 어느 쪽으로 메나요? 다리를 자주 꼬지는 않나요? 턱을 자주 괴거나 의자에 앉을 때 유독 한쪽으로 몸을 기울여 팔걸이에 기대지는 않나요? 몸을 완전한 대칭으로 유지하는 사람은 거의 없습니다. 자주 사용하는 편한 쪽이 있고 약간씩 기울어져 있기 마련이죠. 오른손잡이, 왼손잡이만 봐도 알 수 있듯이 사람은 태어나 손을 쓰기 시작할 때부터 편한 쪽과 불편한 쪽이 있습니다.

이것 자체가 문제는 아닙니다. 문제는 편한 쪽을 주로 사용하면 근육과 관절을 사용하는 빈도가 점점 한쪽으로 쏠린다는 것입니다. 인식하지 못하면 이 패턴은 점점 굳어버리고 몸의 균형은 틀어집니다. 결국에는 '통증'이라는 경고등이 켜지죠. 몸이 한쪽만 아프다는 건 지금 몸이 균형을 잃고 있다는 신호입니다.

목, 등, 허리 근육은 모두 연결되어 있습니다. 목 뒤에서 엉덩이까지 길게 이어진 기립근은 우리 몸의 중심축 같은 근육입니다. 고속도로로 치면 서울과 부산을 잇는 경부고속도로 같은 것이죠. 기립근에 문제가 생기면 근육을 따라 연결된 부위마다 문제가 생깁니다.

많은 분이 처음엔 목이 아프기 시작했다가 점차 등, 이어서 허리까지 통증이 번지는 경험을 합니다. 한쪽으로 기울어진 자세와 습관이 전신의 긴 근육 라인을 자극하기 때문입니다. 디스크가 튀어나오는 것도 결국은 뼈가 반복적으로 틀어져 압력이 쏠리기 때문입니다. 이런 압력을 만들어내는 것은 한쪽으로 치우친 몸의 균형 때문이라는 것을 잊어서는 안 됩니다.

인체의 불균형을 방치하면 한 부위의 통증에 그치지 않고 연속적인 다발성 통증이 반드시 따라옵니다. 목 통증은 허리 통증을 유발하고, 허리 통증은 또다시 무릎과 발목의 통증을 불러옵니다. 마치 도미노처럼 하나하나 아픈 곳이 늘어납니다. 도미노가 쓰러지며 다음 도미노를 넘어뜨리듯이 통증도 연결된 다른 부위에 영향을 미칩니다. 그러므로 그 시작을 예방하는 것이 가장 효과적인 방법입니다.

기울어짐을 알아차리는 자가 진단법

- 전신 거울 앞에 섰을 때 양쪽 어깨 높이가 다른가?
- 바지를 입었을 때 한쪽이 더 올라가거나 내려가는가?
- 한쪽 신발 밑창이 유독 더 닳았는가?
- 앉았을 때 무심코 다리를 꼬는 방향이 있는가?
- 양팔을 앞으로 뻗었을 때 한쪽 팔이 길어 보이는가?

기울어짐을 막는 생활 속 실천법

- 가방은 양쪽에 번갈아 메거나 백팩을 사용한다.
- 서 있을 때는 양발에 고르게 체중을 싣고 선다.
- 다리를 꼬지 말고 엉덩이 좌우에 무게가 균등하게 실리도록 앉는다.
- 자기 전 5분, 간단한 스트레칭으로 긴장된 근육을 풀어준다.

근육이 수축하고 이완하는 기능에 문제가 있을 때

잘 때는 근육의 움직임이 별로 없기 때문에 근육이 자연스럽게 수축합니다. 푹 자고 나서 기지개를 펴는 것은 몸이 오그라든 근육을 쭉 늘려서 정상적으로 움직이기 위한 자연스러운 본능입니다. 정상적 근육이라면 밤새 수축해 있더라도 일어나는 순간 원래의 부드러운 탄성을 되찾을 수 있습니다.

하지만 평소에 근육이 늘어나고 짧아지는 기능에 문제가 있다면 자고 일어난 직후부터 통증이 느껴집니다. 오래된 고무줄을 갑자기 잡아당겼을 때 끊어질 것 같은 상태를 떠올려보세요. 다행히도 이런 통증은 몸을 움직이면서 점차 줄어듭니다. 혈액순환이 원활해지고 근육이 예열되면 통증이 자연스럽게 완화되는 경향이 있습니다. 퇴행성 관절염이나 디스크 초기 증상 등도 이 범주에 포함될 수 있지만 근본적인 원인은 단축된 근육입니다.

근육의 속성은 단순합니다. 바로 안 쓰면 굳는 것입니다. 움직이는 각도가 줄어들면 주변의 근육이 굳으면서 그 근처를 지나가는 다양한 신경을 누르게 됩니다. 낮에는 움직이며 자세를 바꾸기 때문에 신경 압박이 덜하지만 밤에는 오랜 시간 같은 자세로 누워 있어 근육이 긴장된 상태로 신경을 압박합니다. 특히 디스크나 협착 같은 구조적 문제와 함께 근육 수축이 지속되면, 저리는 느낌까지 들면서 푹 잠들지 못할 수 있습니다. 밤에는 코르티솔이라는 염증 억제 호르몬이 줄어들고 체온도 떨어져 혈액순환이 둔해집니다. 이런 생리적 변화는 통증을 더욱 예민하게 느끼게 합니다.[17]

아침에 일어나자마자 아프다는 분보다 밤에 유독 아프다는 분들이 훨씬 많습니다. 흔히 '야간통'이라고도 하는데, 질병이 초기 단계를 지나 악화되고 있다는 신호이기도 합니다. 그러므로 야간통이 나타나면 빠르게 적극적 치료를 받아야 합니다. 야간통은 증상의 악화를 뜻하기도 하지만 잠을 설치면서 체력이 고갈되어 증상이 더 심해지는 악순환이 계속되기 때문입니다.

아침 통증을 줄이기 위해서는 기상 직후 가벼운 스트레칭으로

142

근육을 서서히 풀어주는 것이 중요합니다. 자는 동안 수축된 근육을 천천히 이완해야 합니다. 자기 전 온찜질이나 반신욕은 근육 수축을 완화하는 데 도움을 줍니다. 너무 딱딱하거나 푹 꺼지는 침대 매트리스는 특정 부위에 더 큰 부담을 줄 수 있으므로 수면 환경 점검도 필요합니다.

유독 밤에 통증이 심하다면, 자기 전 과도한 활동은 줄이고 긴장된 근육을 이완시킬 수 있는 스트레칭을 해줍니다. 한약이나 침, 온열요법 등은 근육 이완과 순환 개선에 도움을 줄 수 있습니다.

제대로 숙면을 취하지 못할 때

한방에서는 '망문문절 관형찰색望聞問切 觀形察色'이라 하여 환자의 안색을 살피는 것을 굉장히 중요하게 여깁니다. 사실 전문가가 아니더라도 누군가의 안색을 보면 '이 사람이 잠을 제대로 못 잤구나' '어딘가 많이 불편하구나' 짐작할 수 있죠.

자다가 자주 깨거나 불면증 때문에 병원을 찾아오는 분들이 많습니다. 수면은 세포를 재생하고 대사 균형을 회복하며 우리 몸의 에너지 충전에 결정적 역할을 합니다.[18] 그런데 이런 재생과 회복의 시간을 충분히 갖지 못하고 아침을 맞아 다시 하루 종일 움직여야 한다면 어떤 일이 벌어질까요? 스마트폰으로 비유하자면 배터리가 10퍼센트 남은 상태에서 충전하지 않고 열심히 통화를 하고 문자를 보내는 상황입니다.

수면의 질이 떨어지면 스트레스가 쌓이고 그로 인해 통증은 더

욱 심해집니다. 통증과 스트레스, 불면은 한 세트죠. 그래서 이 중 하나에 문제가 생기면 나머지 둘에도 문제가 따라오곤 합니다.[19]

불면이 통증에 미치는 영향

잠을 충분히 잔 날엔 평소와 비슷한 통증도 견딜 만합니다. 그런데 잠이 부족한 날엔 사소한 통증도 크게 느껴지죠. 불면 상태의 뇌는 마치 계속 브레이크를 밟고 있는 자동차와 같습니다. 우리 뇌에는 통증을 줄여주는 브레이크가 있는데, 평소엔 아플 때만 살짝 밟아서 통증을 조절합니다. 하지만 잠을 못 자는 날이 이어지면 뇌는 평소보다 민감해진 몸을 진정시키기 위해 브레이크를 계속 밟고 있는 상태를 유지합니다. 문제는 이 상태가 계속되면 브레이크가 마모되어 진짜 급한 상황에서 작동하지 못한다는 것입니다.

불면이 통증 제어에 미치는 악영향을 연구한 재미있는 논문이 있습니다.[20] 연구자들은 불면증 환자와 건강한 사람을 대상으로 열 자극 실험을 했습니다. 건강한 사람은 뜨거운 물에 발을 담그거나 통증이 느껴지는 환경에서 통증 억제 반사가 나타났지만, 불면증 환자는 어떤 자극에도 통증을 줄이는 반응이 나타나지 않았습니다. 뇌의 통증 조절 브레이크가 이미 지칠 대로 지쳐 작동을 멈췄기 때문입니다.

숙면을 부르는 습관

- 자기 전 스마트폰을 보지 않는다. 스마트폰의 블루라이트는 수면을 방해한다.
- 매일 같은 시간에 자고 일어나 뇌가 스스로 졸릴 시간을 기억하게 도와준다.
- 자기 전 10분 정도 따뜻한 물에 발을 담그면 혈액순환이 좋아지고 긴장이 풀린다.
- 숨을 천천히 코로 들이마시고 입으로 길게 내쉬며 온몸을 이완한다.

우울감이나 화를 참고 있을 때

50대 여성 환자분이 상기된 얼굴로 진료실을 찾았습니다. 아직 완경에 접어들지도 않았는데 최근 6개월 전부터 상열로 얼굴이 화끈거려서 죽겠다고 토로했습니다. 환자분은 이유 없이 가슴이 두근거리고 불안한 증상도 있고, 누워서 말똥말똥 30분 정도 뒤척이는 것은 기본이며 심할 때는 밤을 꼴딱 지새우기도 한다고 말했습니다. 도대체 무슨 일이 있었는지 물었더니, 환자분은 최근 돈과 자식 문제 때문에 스트레스가 많았다며 눈물을 글썽였습니다. 아마도 감정을 꾹 눌러 참아온 것이 발현한 증상인 듯했습니다.

보통 이런 병을 한방에서는 기울증, 즉 홧병이라고 부릅니다. 마음과 몸의 병은 따로 떨어져 있지 않습니다. 한방에서는 늘 '몸과 마음은 하나'라는 사실에 집중해왔습니다. 흔히 '밥맛 떨어진다'라고 표현하죠. 누구나 스트레스를 받는 상황에서는 소화가 유독 잘 안되는 것을 한 번쯤 경험했을 것입니다. 장시간의 스트레스는 몸의 면역과 염증 저항력을 떨어뜨리기도 합니다. 또한 근육 긴장도를 높여 몸 이곳저곳에 통증을 유발하기도 하죠. 불면, 상열감, 두근거림, 소화불량, 어지러움까지 다양한 증상들이 스트레스로 인해 발생합니다.[21]

오래 전부터 한의학에서는 침치료나 약물치료를 통해 심리적 문제를 함께 다스려왔습니다. 또한 척추 주변의 배수혈을 자극해 자율 신경을 안정시키기도 했습니다. 신체를 치료하면서 정신적인 문제를 같이 해결하는 것이죠. 환자분은 한방치료를 통해 숙면을 취할 수 있었고 스트레스로 인한 증상의 빈도와 강도가 점차 줄어들었습니다.

어느 날 환자분이 "요즘은 자식들로 인한 스트레스가 덜 해요"라고 이야기했습니다. "자녀분들이 좀 변하셨나 보네요"라고 답하자 "제 주변의 상황은 변한 게 없어요. 그런데 요즘 잘 자고 덜 아프니 마음의 여유가 좀 생기더라고요" 하고 웃으며 답했습니다.

스트레스를 유발하는 상황에서 벗어나는 것이 가장 좋은 방법이지만 현실적으로 쉽지 않습니다. 스트레스 때문에 가족, 직장, 동료 등 주변 사람들을 만나지 않을 수는 없죠. 다만 내가 변하면 됩니다. 내 체력이 변하고, 내 몸 상태가 변하면 스트레스에 조금 더 강해질 수 있습니다.

현대 의학은 통증이 심리적이라면 정신과로, 육체적인 손상이 있다면 정형외과나 내과로 분리해 접근합니다. 하지만 한의학은 몸과 마음을 하나로 보는 철학 위에 서 있습니다. 몸이 약해지면 마음이 흔들릴 수 있고, 마음이 지치면 몸이 아플 수 있습니다. 한의사는 심리적 불안도 몸속 기운이나 혈액, 장기의 기능 문제로 바라보고, 이를 다스리는 치료를 합니다. 또 슬픔은 폐를, 분노는 간을, 걱정은 비장을, 공포는 신장에 영향을 미친다고 봅니다.

몸이 자꾸 아프고 치료를 받아도 낫지 않는다면 나의 '감정 상태'를 한번 들여다보세요. 요즘 나는 어떤 감정을 자주 느끼는지, 어떤 상황에서 몸이 더 아픈지 스스로 정리해봅니다. 별다른 이유 없이 가슴이 답답하다면 마음속에 슬픔이나 불안이 쌓여 있다는 뜻일지도 모릅니다. 마음이 흔들릴 때 몸을 보듬고, 몸이 지칠 때 마음을 다독이는 것, 그 균형 속에 건강이 있습니다.

생활 속에서
자세 교정이 필요할 때

앉는 자세와 걷는 자세, 그리고 자는 자세는 우리 몸에 가장 큰 영향을 미치는 요소입니다. 많은 사람들이 통증의 원인을 '무리해서 움직였기 때문'이라고 생각하지만, 실제로는 매일 무심코 반복하는 동작에서 문제가 시작되는 경우가 훨씬 많습니다.

허리를 등받이에 대지 않고 엉덩이만 걸치듯 앉거나 등을 둥글게 말고 고개를 앞으로 쭉 빼는 자세, 의자에 비뚤게 기대거나 다리를 한쪽으로만 꼬는 자세는 일상에서 흔히 볼 수 있습니다. 그러나 이러한 자세는 척추와 골반의 균형을 무너뜨리고, 목과 어깨, 허리 주변 근육에 불필요한 긴장을 더하며 통증을 가속합니다. 따라서 의자에 앉을 때는 엉덩이를 깊숙이 넣어 등받이에 밀착하고, 허리를 살짝 곧게 세워 머리부터 골반까지 자연스러운 정렬을 만듭니다. 발은 바닥에 평평하게 두고, 무릎과 고관절이 90도 각도를 이루도록 유지하면 몸에 가해지는 부담을 크게 줄일 수 있습니다. 오래 앉아 있어야 한다면 30분마다 자리에서 일어나 가볍게 자세를 풀어주세요. 한 자세로 장시간 앉아 있는 것을 막아줍니다.

우리는 하루에도 수천 걸음을 걷습니다. 그러므로 안 좋은 자세로 걷는 것은 무릎, 발목, 골반까지 통증을 확산시키는 원인입니다. 발뒤꿈치부터 딛지 않고 발바닥 전체로 쿵 하고 떨어지듯 걷거나, 발끝을 바깥으로 과하게 벌려 딛거나, 어깨가 한쪽으로 말리며 무게 중심이 지속적으로 한쪽으로 쏠리는 걸음걸이는 관절과 근육에 압력을 누적시킵니다. 이런 불균형이 계속되면 연골에 비정상적인 하중을 가하고, 종아리와 발바닥 근막에 긴장을 더해 피로와 통증을 동시에 만듭니다.

걸음을 교정하는 핵심은 '굴러가듯' 이동하는 감각을 만드는 데 있습니다. 발뒤꿈치에서 발바닥, 다시 발끝으로 부드럽게 중심을 옮기고 지면을 밀어내듯 걸으면 충격이 분산되고 관절과 골반이 정렬을 유지한 채 자연스러운 추진력을 얻습니다. 시선은 정면을 향하고, 양쪽 어깨는 펴서 상체 균형을 확보한 상태로 걷는 연습을 해보세요. 한 번쯤은 거울이나 유리창에 비친 모습을 통해 내 몸이 어떻게 움직이고 있는지 확인해보는 것이 좋습니다.

자고 일어났을 때 목이 뻐근하거나 허리가 찌뿌둥하거나 팔이 저리는 듯한 느낌은 대부분 베개의 높이와 수면 자세가 원인입니다. 높은 베개나 지나치게 푹 꺼져 지지력 없는 베개를 베고 자면 경추의 정렬이 흐트러집니다. 또한 옆으로 몸을 둥글게 말아 웅크리는 자세나 배를 깔고 엎드려 자는 자세는 근육과 신경, 혈류에 불필요한 긴장을 누적시킵니다. 잘못된 자세는 밤새 혈액순환을 방해하고, 근육에 피로를 줍니다. 그리고 이는 아침에 '이유 모를 뻐근함'으로 되돌아옵니다.

머리와 목이 척추의 연장선에서 편안하게 일직선을 이루면 밤 동안 신체의 회복 메커니즘이 정상적으로 작동합니다. 베개는 낮고 단단한 것이 가장 이상적이며, 무릎 아래에 얇은 쿠션을 받쳐 골반의 전방경사를 줄여주면 허리의 압력이 현저하게 감소합니다. 자기 전 3분 남짓의 가벼운 스트레칭은 신경과 근육이 긴장된 상태로 잠드는 것을 막아주는 효과가 있습니다.

통증을 만들어내는 것은 특정 순간의 과도한 움직임이 아니라, 매일 반복하는 행동, 즉 몸을 쓰고 눕히고 이동하는 습관의 누적입니다. 통증은 나도 모르게 쌓아온 습관 때문에 몸이 한계에 도달했음을 알리는 경고등에 가깝습니다. 완벽한 자세 교정이 어렵게 느껴진다면 오늘 하루 한 가지 습관이라도 바꿔보는 것으로 충분합니다. 의자에 깊이 앉아 허리를 세우거나, 짝다리를 짚지 않거나,

베개의 높이를 낮춰봅니다. 작은 결심 하나가 통증 없는 내일을 만듭니다. 변화는 즉각적으로 나타나지 않지만 지속 가능한 회복의 기초 공사를 한다고 생각하세요.

운동 강도가
적절하지 않을 때

통증 치료를 위해 운동을 시작했는데 오히려 더 아파졌다는 분들이 꽤 많습니다. 특히 중년에 운동을 이제 막 시작한 분일수록 더 아픔을 느낍니다. 운동 후에 통증이 오는 것은 몸에 맞지 않는 방식으로 운동했기 때문입니다.

회복을 돕는 통증은 가벼운 당김이나 기분 좋은 뻐근함으로 느껴집니다. 이 통증은 대개 강렬하지 않고 개운함이 느껴지며, 운동 직후보다는 다음 날 더 잘 느껴지고 서서히 옅어지다가 이틀 안에 사라집니다.

반대로 부상을 알리는 통증은 감각이 확연히 다릅니다. 운동 중간이나 직후 찌릿하게 전기가 통하듯 통증이 올라오거나 관절 안쪽을 쥐어짜듯 날카로운 통증이 느껴집니다. 또 특정 동작을 할 때마다 반복되는 통증은 과부하와 미세 부상의 신호일 가능성이 큽니다. 이런 나쁜 통증은 쉬어도 가라앉지 않고 며칠째 버티듯 남아 있다가 점점 더 심해기도 합니다. 만약 운동을 했는데 몸이 더 아프다면 그건 단순히 휴식이 필요한 상황이 아니라 운동의 강도와 방향성을 다시 조정하라는 몸의 신호입니다.

중년 이후 운동을 새로 시작하는 분들에게 가장 중요한 기준은 '적당한 강도'를 찾는 일입니다. 너무 약한 강도의 운동은 자극이 부족해 기대한 효과를 얻기 어렵고, 반대로 너무 강한 운동은 통증과 부상으로 이어지기 쉽죠. 운동 강도는 우리가 느끼는 호흡과 회복 속도를 통해 비교적 명확히 읽을 수 있습니다.

숨이 거의 차지 않고 말하기 편안한 정도라면 가벼운 걷기나 스트레칭, 체조처럼 약한 강도에 해당합니다. 약간 숨이 차지만 말은 할 수 있으나 노래를 부르기는 버거운 상태라면 빠르게 걷기나 실내 자전거, 가벼운 근력운동과 같은 중간 강도에 가깝습니다. 반면 숨이 많이 차서 긴 문장을 이어 말하기 어렵고 땀이 빠르게 흐를 정도라면 계단 오르기나 빠른 러닝, 고강도 근력 운동처럼 강한 강도에 속합니다.

중년 이후에게 가장 추천하는 것은 중간 강도입니다. 몸이 서서히 따뜻해지고 숨이 살짝 차오르면서도 하루이틀 안에 충분히 회복 가능한 자극이기 때문이죠.

느리고 정확한 동작으로 운동하기

운동을 할 때는 시간을 나누는 것이 중요합니다. 한 번에 30분을 몰아서 운동하는 것보다는 10분씩 끊어서 운동하는 것이 더 현명한 전략입니다. 시간을 짧게 잡으면 심장과 근육에 과한 자극이 없어 체력 소모가 적고, 자극은 유지하되 회복 속도가 훨씬 빨라지기 때문입니다. 동작의 속도를 늦추는 것도 핵심입니다. 운동의 안전성과 효과는 '많이 빨리'에서 나오지 않고 '느리고 정확하게'에서 나옵니다. 빠른 동작은 관절에 필요 이상의 충격과 흔들림을 만듭니다.

더불어 회복 시간 확보는 선택이 아닌 필수입니다. 몸이 덜 회복된 상태에서 운동하면 큰 부상으로 이어질 수 있습니다. 그래서 운동 후 근육통이나 피로가 남아 있는 날에는 과감히 강도를 낮추거나 쉬는 지혜가 필요합니다. 이때는 가벼운 스트레칭이나 짧은 산책만으로 충분합니다.

ENCYCLOPEDIA OF
PAIN

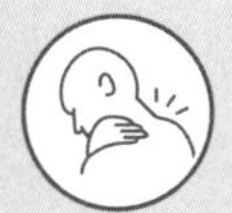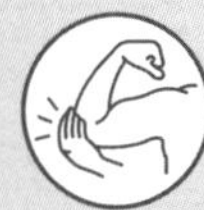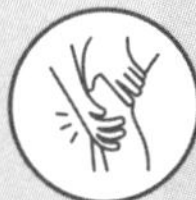

집에서는
이렇게 관리하세요

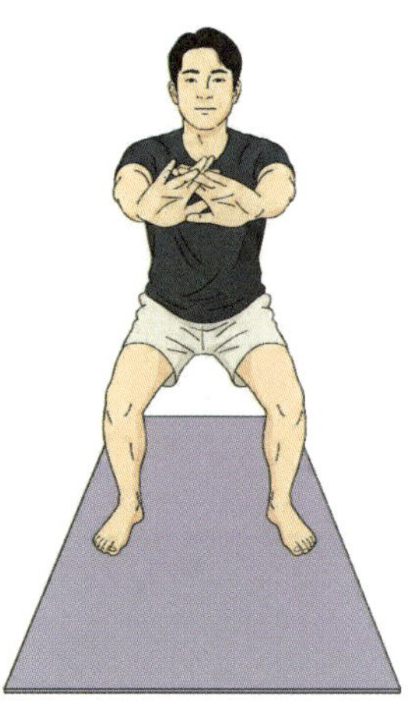

온찜질과 냉찜질

허리를 삐끗했을 때, 무릎이 욱신거릴 때, 어깨가 뻐근할 때, 우리는 본능적으로 찜질을 합니다. 그런데 올바른 찜질법은 도움이 되지만, 잘못된 찜질법은 오히려 병을 키울 수 있습니다. 사람마다 좋은 음식이 체질에 따라 다르듯, 찜질도 통증의 원인과 상태에 따라 적절한 찜질법이 있습니다. '무조건 따뜻한 것이 좋겠지' '열을 식혀야 부기가 가라앉지 않을까?' 하는 막연한 생각보다는 몸이 어떤 상태인지 먼저 살펴보는 게 중요합니다.

냉찜질은 차갑게 통증을 진정시키는 역할을 합니다. 혈관을 수축시켜 출혈을 줄이고 염증 반응을 억제하죠. 특히 열감과 부기를 가라앉히고 갑작스러운 통증을 완화하는 데 도움을 줍니다. 운동 중 삐끗했거나 넘어져 타박상을 입었을 때, 발목을 접질렸을 때 냉 찜질을 하면 효과적입니다.

하지만 20분을 넘기지 않는 것이 좋습니다. 너무 오래 냉찜질을 하면 혈액순환이 지나치게 저하되어 회복이 늦어질 수 있기 때문이죠.[1] 냉찜질할 때는 반드시 얇은 수건이나 천을 한 겹 덧대어 찜질팩이나 얼음이 피부에 닿지 않게 합니다. 그렇지 않으면 피부가 얼어 감각이 둔해지거나 쓰라리고 따가운 증상이 생길 수 있습니다.

온찜질은 막힌 곳을 풀어주는 따뜻한 손

온찜질은 우리 몸의 혈관을 부드럽게 넓혀줍니다. 굳은 근육들이 조금씩 풀리는 효과가 있죠. 그래서 온찜질은 뻣뻣하거나 오래된 근육통, 반복되는 뭉침에 좋습니다. 컴퓨터 앞에 오래 앉아 생긴 목덜미의 뻐근함, 뭉친 어깨, 생리통 등은 혈액순환이 잘 안 되면 증상이 심해집니다. 온찜질은 혈액순환을 도와 통증 완화에 효과적입니다.[2] 하지만 염증이 있는 상태, 즉 열이 나고 붓고 욱신거리는 통증에 온찜질을 하는 것은 좋지 않습니다. 이는 불 난 데 기름을 붓는 격입니다.

　냉찜질과 온찜질, 통증만으로 분류하기 어렵다면 '언제부터 아팠는지'를 기준으로 둡니다. 최근 48시간 이내 발생한 갑작스러운 통증이라면 냉찜질, 통증이 시작된 시점이 48시간 이후라면 온찜질을 해줍니다. 찜질은 한 번에 10~20분 정도, 하루에 3~4회 정도가 적당합니다. 찜질과 찜질 사이에는 최소 한두 시간은 간격을 두는 것이 좋습니다. 피부가 예민한 분은 반드시 중간에 피부 상태를 점검해주세요.

부위별 찜질 팁

- 뭉침이 심한 목과 어깨는 온찜질을 한다. 담에 걸린 것처럼 갑자기 목이 돌아가지 않을 땐 냉찜질을 먼저 한다.
- 만성 요통은 온찜질을 하고, 삐끗한 급성 요통에는 냉찜질을 2~3일 하고 온찜질로 전환한다.
- 운동 후 부은 곳에는 냉찜질, 오래된 관절통에는 온찜질을 한다.

스트레칭과 마사지

병원에서도 운동 유튜버도 동네 체육관에서도 빠짐없이 말합니다. "반드시 스트레칭을 하세요." 그 스트레칭, 혹시 과하게 하고 있지는 않나요? 의외로 많은 분이 스트레칭을 하다가 오히려 근육통이 생기거나 인대가 늘어나곤 합니다. 심하면 염좌가 생기기도 합니다. 잘못된 스트레칭은 독이 될 수도 있다는 이야기입니다.

스트레칭은 아주 자연스러운 동작입니다. 우리가 아침에 일어날 때 무의식적으로 몸을 쭉 펴는 동작도 스트레칭입니다. 강하게 누르거나 억지로 버티는 게 아니라 기지개를 펴듯 부드럽게 하는 것이죠. 자극이 과한 스트레칭은 근육을 긴장시켜 오히려 몸을 뻣뻣하게 만듭니다.

스트레칭을 할 때 가장 중요한 것은 '무리하지 않는 것'입니다. 시원함과 통증은 전혀 다른 신호이기 때문에 조금이라도 아프다고 느껴지면 즉시 멈춰야 하고, 동작을 유지하는 동안에는 반드시 자연스럽게 호흡을 이어가야 합니다. 스트레칭 동작은 반동을 주지 말고 자연스럽게 멈춘 자세에서 10~20초 정도 유지하는 것이 적당합니다. 아침처럼 몸이 차가운 시간대에는 양치하거나 밥을 먹는 등 생활하며 자연스럽게 몸을 먼저 풀어주고 스트레칭을 시작하는 것이 안전합니다.

아침, 저녁 스트레칭

- 아침에 일어나서 팔을 머리 위로 올리고 천천히 좌우로 기울이며 10초를 버틴다. 누워서 무릎을 세우고 좌우로 천천히 무릎을 눕힌다.
- 자기 전에 벽에 다리를 기대고 몸을 'ㄴ' 모양으로 만들어 5~10분 정도 스트레칭한다. 한쪽 다리를 가슴 쪽으로 당겨 안아주는 동작을 번갈아 한다.

손 마사지 원칙 3가지

우리가 가진 가장 훌륭한 도구는 '손'입니다. 가장 정교한 감각 기관이면서 몸의 상태를 가장 정확히 느낄 수 있는 도구죠. 마사지 기계의 일정한 압력보다는 손을 활용한 마사지가 좋습니다. 손으로 몸을 마사지할 때는 3가지 기본 원칙을 지켜야 합니다.

먼저 강하게 누르기보다는 정확하게 누르는 것입니다. 앞서 설명했듯 우리 몸은 필요 이상으로 자극하면 더 긴장합니다. 통증을 느끼지 않을 정도의 압력으로 천천히 눌러줍니다.

두 번째 원칙은 근육의 결을 따라 누르는 것입니다. 우리의 근육은 섬유처럼 결이 있어, 그 결을 따라 자극해야 효과적으로 긴장을 풀 수 있습니다. 결을 무시하고 강하게 누르면 근육이 방어적으로 수축하면서 더 뭉치거나, 자극이 신경을 건드려 따끔거릴 수 있습니다. 따라서 손가락으로 꾹 누를 때도, 손바닥으로 문지를 때도 '결이 흐르는 방향'을 먼저 떠올리며 천천히 길게 밀어주는 것이 좋습니다.

세 번째 원칙은 호흡을 신경 쓰는 것입니다. 숨을 내쉬고 들이마시는 것에 따라 근육도 수축과 이완을 반복합니다. 숨을 내쉴 때 몸의 힘이 잘 빠지므로, 그때 지그시 눌러주면 근육이 훨씬 부드럽게 풀립니다.

목, 어깨 마사지

양손 손끝으로 목 뒤의 굳은 근육을 천천히 눌러 원을 그리듯 문질러주세요. 손끝이 근육 사이를 지나가며 열을 내기 시

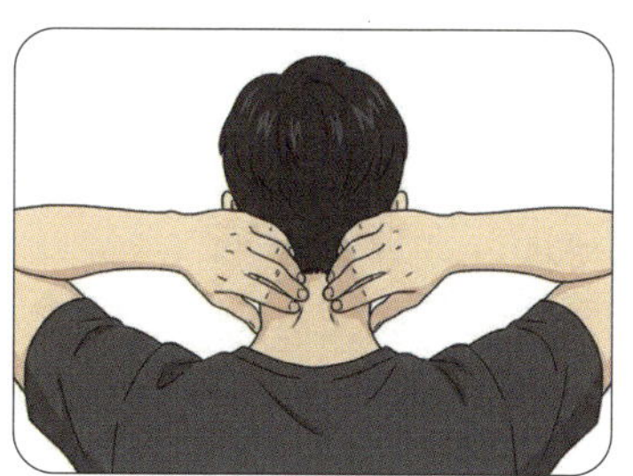

작하면, 손날로 어깨 위를 톡톡 두드려 긴장을 풀어줍니다. 이어서 어깨를 위로 천천히 끌어올렸다가 힘을 '툭' 빼며 떨구는 동작을 몇 차례 반복하면 목부터 어깨까지 이어진 짧은 근육들이 자연스럽게 이완됩니다.

팔 마사지

한쪽 팔을 반대 손으로 감싸듯 잡고 손끝에서 겨드랑이 방향으로 흐르듯 쓸어 올려보세요. 손목은 반대 손으로 감싸고, 가볍게 돌리며 당겨줍니다.

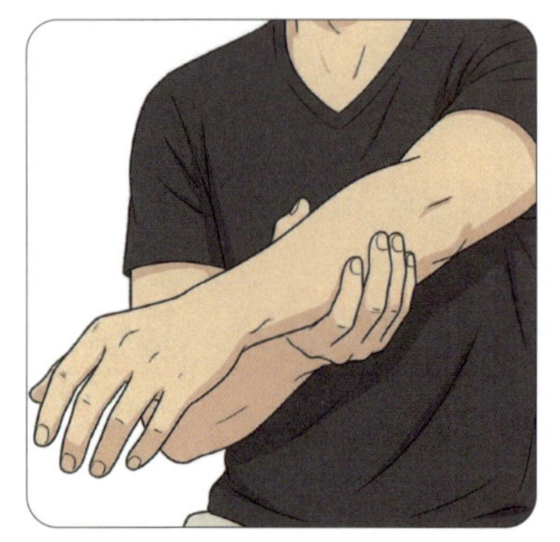

허리 마사지

두 손을 가볍게 쥐고 허리 옆 골반 위 근육을 둥글게 두드립니다. 등을 바르게 세우고 손바닥으로 허리를 지그시 누르며 원을 그리듯 문질러주세요.

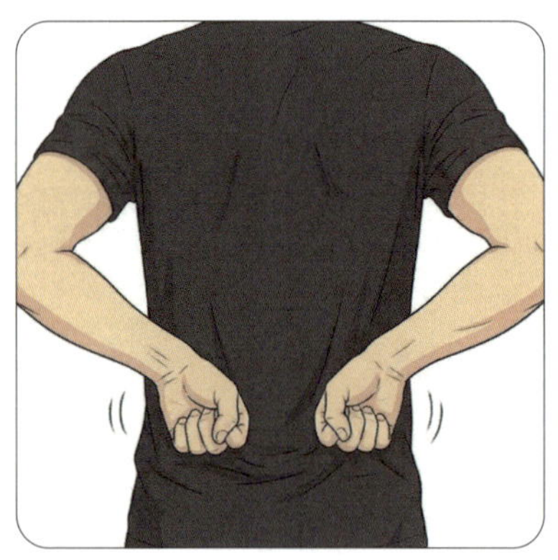

종아리, 발 마사지

앉은 자세에서 한쪽 종아리를 두 손으로 감싸고, 위에서 아래로 쓸어내리며 눌러주세요. 발바닥은 양손 엄지로 발뒤꿈치부터 발가락 방향으로 꾹꾹 눌러줍니다.

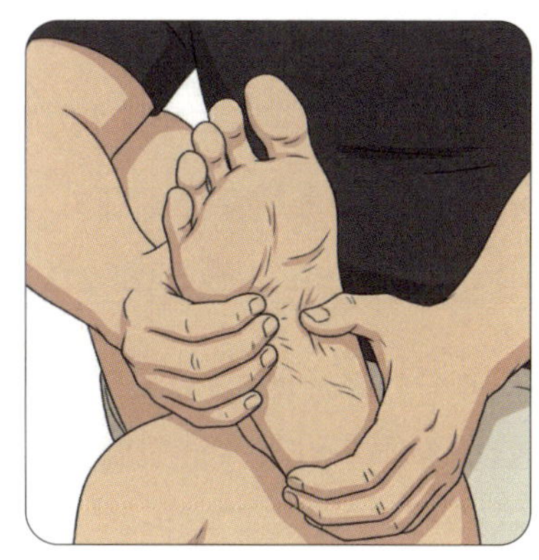

마무리

손바닥을 가볍게 비벼줍니다. 따뜻한 손바닥으로 얼굴과 머리, 목, 어깨를 감싸듯 쓰다듬은 뒤 두 눈을 감고 깊게 3회 호흡하세요.

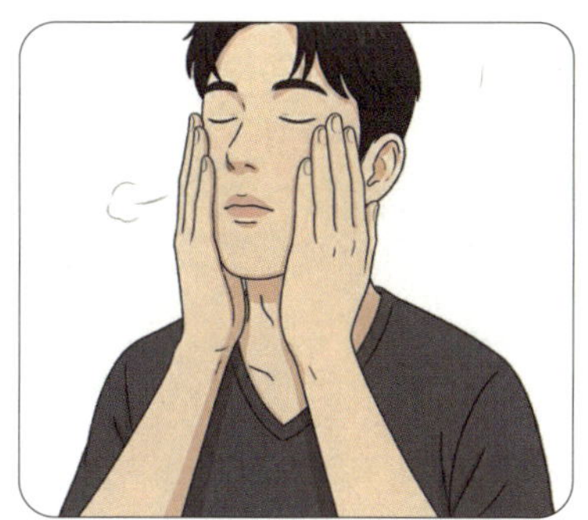

내 몸과 대화하는 시간

스트레칭과 마사지는 몸 상태를 파악하는 시간입니다. 몸을 직접 늘리고 손으로 만져보면 어디까지 움직일 수 있는지, 왜 갑자기 불편해졌는지 등을 알 수 있기 때문입니다. 하루에 5분이라도 괜찮습니다. 잠깐이라도 몸에 관심을 기울이고 살펴보세요. 샤워

후, 잠들기 전에 또는 유튜브나 TV를 보면서도 가능합니다. 중요한 것은 매일 꾸준히 지속하는 것이죠. 오늘은 어디가 굳었는지 매일 들여다보면 통증이 심해지기 전에 알아차릴 수 있습니다. 스트레칭과 마사지는 치료법이 아닙니다. 하지만 좋은 예방법이 될 수는 있습니다. 스트레칭과 마사지를 할 때는 시원한 느낌보다 편안한 느낌을 따라가야 안전합니다.

온파스와 냉파스

허리를 삐끗했을 때, 어깨가 뭉쳤을 때, 무릎이 욱신거릴 때 많은 분이 가장 먼저 찾는 것이 파스입니다. 파스는 어떻게, 어디에, 얼마나 붙이느냐에 따라 효과가 천차만별입니다. 잘 활용하면 파스 하나만으로 통증 완화에 큰 도움을 받을 수 있습니다.

파스에는 크게 2가지 종류가 있습니다. 냉파스와 온파스입니다. 냉파스는 열감이 느껴지거나 부어오른 통증, 염좌 같은 급성 통증에 사용합니다. 차갑게 염증을 가라앉히는 역할을 하죠. 온파스는 혈액순환이 원활하지 못해서 생긴 만성 통증에 사용합니다. 따뜻하게 뭉친 근육을 풀어주는 역할을 하죠. 찜질과 마찬가지로, 48시간 이내 급성 통증이라면 냉파스, 그 이후의 뭉침이나 결림에는 온파스를 사용하는 것이 좋습니다.

목, 어깨

목 뒤가 뻐근할 때는 통증이 있는 중심부보다 양옆 근육인 승모근을 따라 파스를 붙이는 게 더 효과적입니다. 어깨가 결릴 때는 어깨 바로 위가 아니라 어깨 앞쪽과 날개뼈 중간쯤에 붙여야 실제 아픈 부위에 닿습니다.

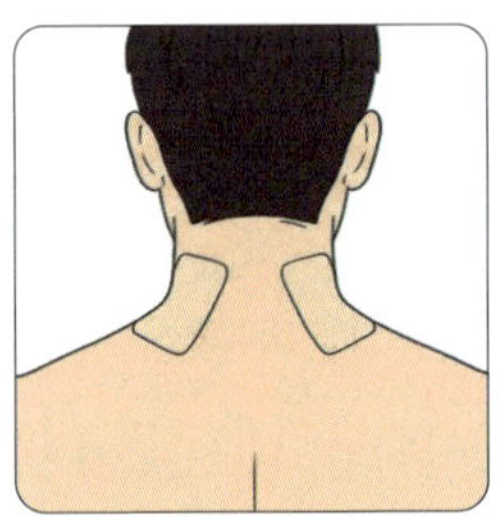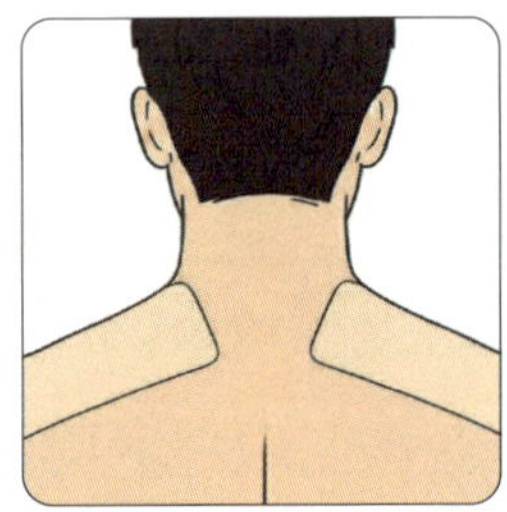

허리

아픈 부위가 넓게 퍼질 때는 가운데 하나 크게 붙이는 것보다, 양옆으로 작게 두 장을 나눠 붙이는 것이 좋습니다. 허리 중앙이 아닌 척추 양옆 2~3센티미터 바깥쪽 근육에 붙이세요.

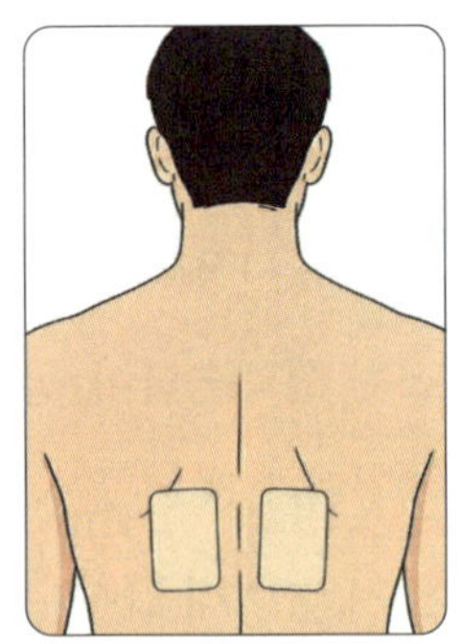

무릎

무릎 앞쪽이 아플 때는 무릎 바로 위, 허벅지 안쪽에 파스를 붙여줍니다. 무릎 안쪽 측면 통증에는 오금 부위, 무릎 뒷면이 아플 땐 오금 위쪽에 붙이세요.

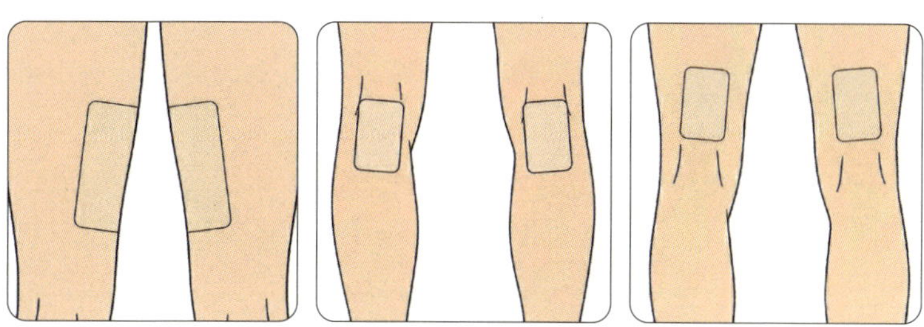

종아리와 발목

종아리 통증에는 아킬레스건부터 위로 올라오는 긴 근육을 따라 파스를 붙이면 좋습니다. 발목 통증은 파스를 바깥쪽 복사뼈 아래와 안쪽 복사뼈 위에 작게 잘라 붙이면 효과적입니다.

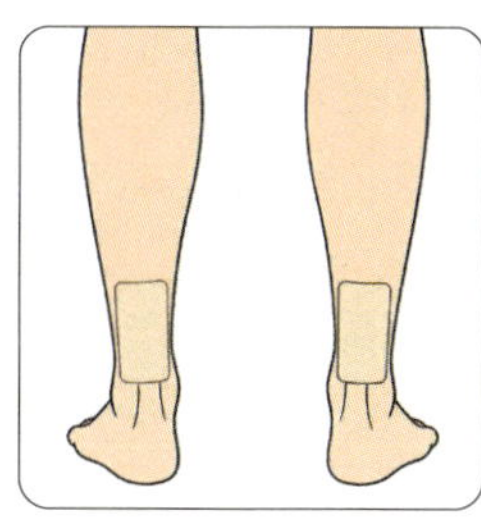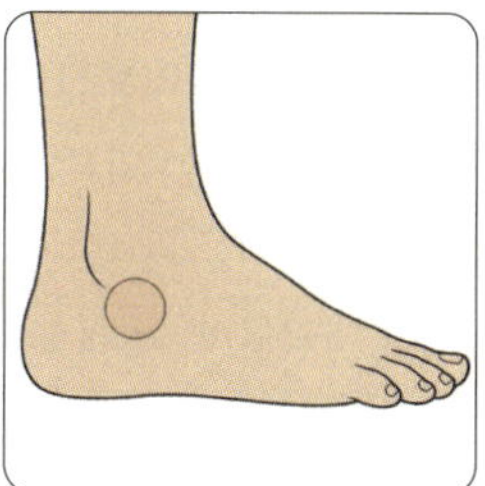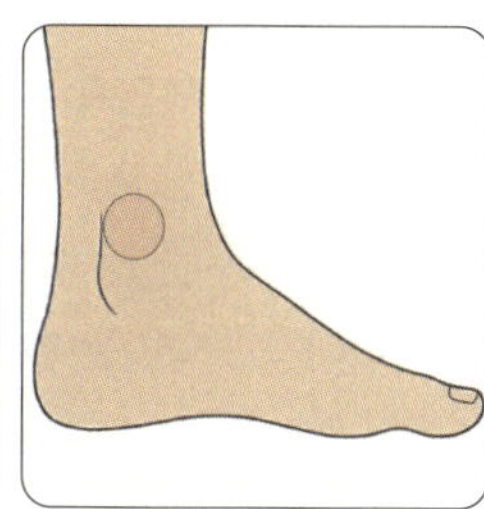

팔과 손목

팔꿈치 양옆의 뼈 바로 아래 근육을 눌러보고 가장 아픈 곳에 붙입니다. 손목은 엄지 쪽에서 3~4센티미터 아래 손목 통증점에 작게 붙이는 것이 좋습니다.

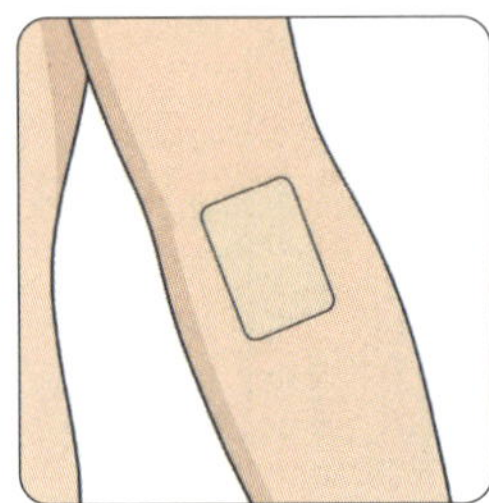 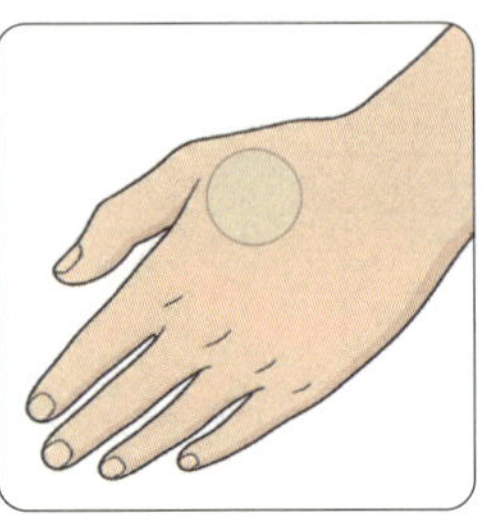

파스, 안전하게 붙이기

- 파스는 하루 1회 사용을 원칙으로, 최대 12~24시간 이내 사용한 뒤에는 떼준다.
- 붙이기 전 땀이나 물기를 깨끗이 닦고, 피부에 상처나 염증이 있는 경우는 피한다.
- 같은 부위에 연속해서 붙이면 피부가 약해질 수 있으므로 주의한다.
- 48시간 이상 붙이면 피부 자극, 접촉성 피부염의 위험이 있으므로 주의한다.
- 아이나 노약자는 열감이나 자극을 더 세게 느낄 수 있다.

음식과 한방차

몸의 상태에 따라 도움이 되는 음식은 크게 달라집니다. 찬 기운이 많은 사람은 손발이 차고 근육이 쉽게 뭉치는 경향이 있어 생강, 부추, 마늘, 계피처럼 따뜻한 기운을 지닌 식재료가 혈액순환을 돕고 통증을 부드럽게 완화해줍니다. 반대로 열이 많고 몸이 자주 붓는 체질이라면 오이, 연근, 팥, 미나리, 녹두처럼 열을 식혀주고 부기를 가라앉히는 음식이 훨씬 잘 맞습니다. 기운이 없고 쉽게 무기력해지는 경우에는 대추, 인삼, 흑임자, 찹쌀처럼 기를 보하는 재료들이 좋습니다.

동일한 통증이라도 체질에 따라 음식이 미치는 영향은 매우 다릅니다. '내 몸이 어떻게 반응하는가'를 가장 중요한 기준으로 삼아야 합니다. 어떤 음식을 먹었을 때 몸이 가벼워지고 편안해지는지, 혹은 더 무거워지고 답답해지는지 유심히 살펴보면 나에게 맞는 음식의 방향을 자연스럽게 파악할 수 있습니다. 가장 좋은 음식은 남들이 좋다고 말하는 음식이 아니라, 먹고 난 뒤 내 몸이 편안한 음식입니다.

생강차

생강은 따뜻한 성질이 있어 몸을 덥히고, 혈액순환을 촉진합니다. 찬 기운으로 인한 통증 완화에 좋고, 관절통, 생리통, 소화기 계통의 불편감 개선에도 도움을 줍니다. 몸에 쉽게 냉기가 드는 사람의 손발을 따뜻하게 해주며, 아침에 마시면 체온 유지에 도움이 됩니다. 또한 생강 특유의 매운맛이 몸을 깨우는 자극을 주므로 무기력한 상태에서도 활력을 되찾게 해줍니다.

계피차

따뜻한 성질을 지녀 속이 찬 사람들에게 특히 추천되는 차입니다. 혈류를 잘 돌게 하고, 근육을 따뜻하게 풀어주는 효과가 있습니다. 감기 초기에 몸이 으슬으슬할 때 마시면 체온을 높여 몸살을 막아줍니다. 은은한 단맛이 있어 마음을 안정시키는 효과가 있고 자기 전에 마시기에 좋습니다.

작약차

작약차는 근육이 당기거나 굳는 느낌이 있는 사람에게 잘 맞습니다. 근육통, 생리통, 긴장성 두통에 효과적입니다. 특히 스트레스로 어깨와 목 주변이 잘 뭉치는 사람에게 도움을 주며, 근육이 수축하는 것을 막아 편안한 상태로 이끌어줍니다.

감초차

가벼운 통증과 복통 완화에 좋고, 위장이 약한 사람도 부담 없이 마실 수 있습니다. 감초 특유의 단맛은 소화를 도와줍니다. 또한 다른 약재와 함께 사용할 경우 한약의 맛을 부드럽게 만들어줍니다.

대추차

심신을 안정시켜 지치고 기운이 없을 때 좋습니다. 또한 긴장성 통증, 피로성 두통 완화에 효과적입니다. 특히 잠을 설치거나 스트레스로 예민해진 날 따뜻하게 마시면 숙면을 돕습니다. 기력을 보충하므로 만성 피로를 느끼는 사람에게 좋은 회복 음료입니다.

체질에 맞는 음식이 곧 약이다

한방차는 너무 뜨겁거나 차게 마시면 효과가 떨어집니다. 적당히 따뜻한 온도에서 천천히 마시는 것이 가장 효과가 좋고, 공복에 마셔야 흡수가 잘됩니다. 한 번에 많은 양보다 하루 두세 잔 정도를 꾸준히 마시는 것이 좋습니다. 한방에서 말하는 '약식동원藥食同源'은 음식과 약은 그 뿌리가 같다는 뜻입니다. 매일 먹는 음식이 결국은 내 몸을 만들고 내 몸을 돌보는 도구가 될 수 있다는 말이죠. 아플 때만 특별히 챙기는 것이 아니라, 통증이 생기기 전부터 평소에 먹는 것을 세심하게 신경 써주세요. 그리고 따뜻한 한 잔의 한방차로 몸과 마음을 토닥여주세요. 그 따뜻함이 몸 어디에 머무는지 느껴보세요. 그곳이 가장 먼저 돌봐야 할 부위일지도 모릅니다.

마사지건

요즘 누구나 하나쯤 가지고 있는 물건 중 하나가 마사지건이 아닐까 합니다. 광고를 보면 운동 후 회복, 통증 완화, 뭉친 근육 풀기까지 다양한 용도로 사용합니다. 마사지건의 장점은 분명합니다. 손에 닿지 않는 부위를 자극할 수 있고 진동 세기를 조절할 수 있으며 빠르게 근육 이완 효과가 나타나기 때문입니다.

하지만 뼈 위나 관절 부위에 마사지건으로 강한 자극을 주면 오히려 손상을 입힐 수 있습니다. 마사지건은 반드시 근육에만 사용해야 합니다. 척추, 무릎, 발목처럼 뼈나 관절이 드러난 부위에는 절대 사용하면 안 됩니다. 사용하다가 조금이라도 아프다는 느낌이 든다면 즉시 멈춰야 합니다. 또 한 부위에 2분 이상 오래 대고 있지 말고, 옷 위에서 사용하거나 얇은 천을 한 겹 덧대어 자극을 줄이는 것이 좋습니다. 맨살에 직접 대면 충격이 그대로 전달되어 멍이 들거나 자극이 커질 수 있습니다.

부위별 마사지건 사용 팁

목과 어깨

목 바로 뒤의 뼈 부위는 피하고, 어깨 위 승모근의 바깥쪽을 부드럽게 누르며 진동을 주세요. 고개를 살짝 돌려 긴장된 쪽 근육에 천천히 문지르며 사용합니다.

허리

척추뼈 라인은 피하고, 허리 양옆의 기립근을 따라 위아래로 움직입니다. 허리를 지탱해주는 근육을 중심으로 가볍게 마사지하면 좋습니다.

종아리와 허벅지

무릎 아래 종아리는 아래에서 위 방향으로, 앉은 자세에서 천천히 문지르며 움직입니다. 허벅지는 근육만 있는 앞면과 옆면 위주로 부드럽게 사용하세요.

팔과 손목

팔은 뼈를 피해 근육의 결을 따라 부드럽게 이동합니다. 손목은 마사지건 대신 손으로 마사지하는 것이 안전합니다.

진동 후 해당 부위를 움직이는 것이 편하고 따뜻한 느낌이 든다면 잘 사용하고 있는 것입니다. 하지만 통증이 남거나 오히려 뻣뻣해지는 느낌이 든다면 강도나 시간을 줄이세요. 좋은 브랜드라고 해서 나에게 맞는 것은 아닙니다. 몸이 편한 세기와 위치를 아는 것이 중요합니다. 사람마다 근육의 민감도와 피로가 쌓이는 부위가 다르므로 같은 강도라도 누군가에게는 시원한 자극이 다른 사람에게는 과한 통증이 될 수 있습니다. 처음에는 약한 강도에서 시작해 몸이 어떻게 반응하는지 관찰해보세요.

**ENCYCLOPEDIA OF
PAIN**

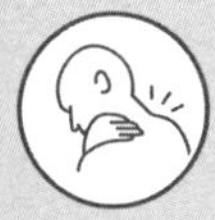  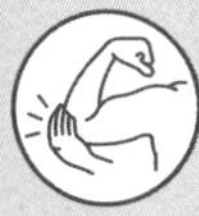 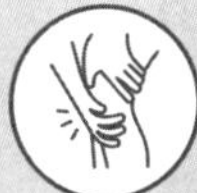

6장

이럴 땐 꼭
병원에 가세요

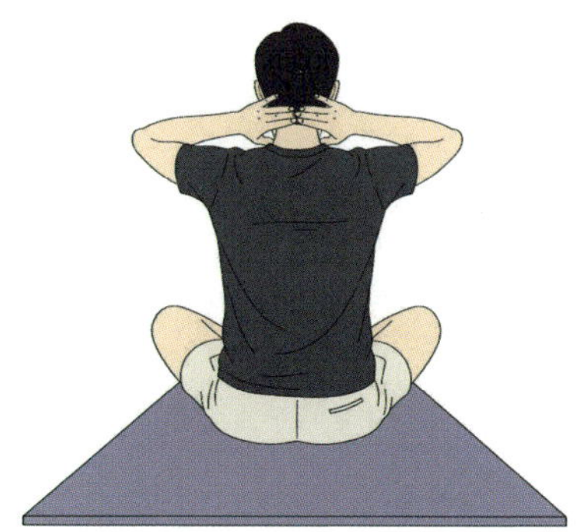

저리고 감각이 둔해질 때

몸이 저리거나 감각이 둔해지는 것은 '신경'의 문제입니다. 우리 몸에는 수많은 신경이 피부, 근육, 장기와 연결되어 있습니다. 이 신경들이 눌리거나 자극을 받으면 저리거나 감각이 둔해지는 증상으로 나타날 수 있습니다.

대표적으로 손목 부위의 신경이 눌려 생기는 손목터널증후군은 손가락 저림과 감각 둔화를 유발하고, 목 디스크가 원인이 되는 경추 디스크는 목에서 시작된 문제가 팔까지 이어집니다. 또한 허리에서 엉덩이와 다리 쪽으로 이어지는 신경이 자극될 때 발생하는 좌골신경통 역시 다리 전체로 퍼지는 저릿한 느낌을 만들어냅니다. 이런 증상들은 처음에는 간헐적이고 가볍게 느껴지지만, 지속되거나 점차 심해진다면 신경이 압박되고 있다는 신호일 수 있으므로 반드시 주의 깊게 살펴봐야 합니다.

저리는 증상이 있을 때는 병원에 가기 전 스스로 몇 가지를 점검해보면 원인 파악에 도움이 됩니다. 우선 저림이 어디에서 시작되는지 기록해보세요. 손끝, 팔꿈치, 허벅지처럼 시작 지점에 따라 의심되는 신경 또는 근육 부위가 달라집니다. 또 자세나 움직임에 따라 증상이 더 심해지는지 확인하는 것도 중요합니다. 특정 자세에서 저림이 심해진다면 그 자세에서 신경이 눌리고 있을 가능성이 큽니다. 마지막으로 저림 외에 통증이나 근력 저하, 감각 둔화, 심지어 배변 이상 같은 증상이 동반되는지 함께 살펴보세요. 이런 정보들은 병원 진료 시 정확한 진단에 큰 도움이 됩니다.

저림과 감각 이상은 '신경 압박'의 전조 증상일 수 있습니다. 특히 한쪽 팔이나 다리만 저릴 때, 밤에 잠을 못 잘 정도로 심할 때, 감각이 무뎌지는 느낌이 들 때는 '며칠만 더 지켜보자' 하고 생각하기보다는 신경외과나 한의원, 정형외과 등에서 정확한 진단을 받는 게 우선입니다. 조기 진단은 회복 가능성을 높여줍니다.

아래 중 하나라도 해당된다면 반드시 전문적인 진료가 필요합니다. 신경계 문제는 조기에 진단하고 치료해야 후유증이 적습니다.

이럴 땐 병원으로 바로 가야 합니다

‒ 저림이 한 달 이상 계속된다.

‒ 밤에 자다가 저림 때문에 깰 정도로 심하다.

‒ 한쪽 팔다리만 유독 저리거나 감각이 없다.

‒ 저림과 함께 근력 약화, 힘 빠짐이 느껴진다.

‒ 소변, 대변 조절에 문제가 있다.

열이 나고
마비되는 느낌이 들 때

통증과 함께 '열'이 난다는 것은 우리 몸 안 어딘가에 염증이나 감염이 생겼다는 뜻입니다. 우리 몸은 감염되거나 염증이 있으면 면역 세포가 바이러스와 싸워 이길 수 있도록 균의 번식을 억제하고 면역 반응을 강화합니다. 이 과정에서 붓고 아프고 열이 나는 것이죠. 관절이 붓고 빨개지면서 열이 나면 세균성 관절염이나 자가 면역 질환일 수 있고, 복부 통증과 함께 열이 난다면 장염, 맹장염 같은 급성 복통의 가능성도 있습니다.

열이 나는 것은 몸 안 어딘가에서 '싸움'이 벌어지고 있다는 뜻이기에 이 싸움이 길어지면 조직이 손상될 수 있습니다. 감염성 질환이나 급성 염증성 질환의 가능성이 있으므로 빠른 검사와 치료가 필요합니다.

열이 날 때는 열의 양상과 함께 나타나는 신호들을 꼼꼼히 살펴보는 것이 중요합니다. 온몸에 고르게 열이 나는지, 아니면 관절이나 복부, 가슴 같은 국소 부위에 집중되는지 확인하세요. 이런 국소 부위 열감은 염증의 위치를 가늠하는 데 중요한 단서가 됩니다. 동시에 구토나 설사, 기침, 발진, 오한 같은 다른 증상이 동반되는지 살펴보면 응급 상황인지 판단하는 데 도움을 받을 수 있습니다.

또 하나 중요한 것은 열의 지속 시간입니다. 가벼운 열은 보통 하루 안에 가라앉지만, 38도 이상의 고열이 24시간 넘게 계속된다면 단순한 면역 반응이 아니라 검사와 치료가 필요한 상황일 수 있습니다. 중년 이후에는 면역 반응이 예전만큼 빠르고 강하지 않기 때문에 열이 날 때는 더 세심하게 관찰하고 필요할 때는 즉시 진료를 받는 것이 안전합니다.

이럴 땐 병원으로 바로 가야 합니다

- 통증 부위가 빨갛게 붓고 열이 난다.
- 관절 통증과 함께 미열(37.5도 이상) 또는 고열(38도 이상)이 24시간 이상 지속된다.
- 복통과 함께 구토나 설사가 있고 38도 이상의 열이 6시간 이상 지속된다.
- 가슴 통증이 있고 숨이 차면서 열이 난다.
- 해열제를 먹어도 열이 떨어지지 않거나 다시 오른다.

얼굴 한쪽이 돌아간 느낌, 말이 잘 안 나오고 혀가 꼬이는 느낌, 한쪽 손에 힘이 잘 안 들어가는 느낌 같은 마비 증상은 중추 신경계 문제일 수 있습니다. 뇌졸중, 뇌출혈, 뇌경색처럼 뇌혈관계에 이상이 생기면 갑작스럽게 한쪽 얼굴, 팔, 다리에 마비 증상이 오고, 말이 어눌해지는 신경학적 증상이 나타납니다. 중년 이후에는 고혈압, 당뇨, 고지혈증 같은 질환이 흔하기 때문에, 뇌혈관이 약해져 있는 경우가 많습니다. 중년 이후 이런 증상이 나타났다면, 단 1분도 지체하지 말고 가까운 응급실로 가야 합니다. 뇌에 산소 공급이 중단되는 시간은 곧 뇌 손상으로 이어지기 때문에 치료 시기를 놓치면 회복이 어렵습니다.

이럴 땐 병원으로 바로 가야 합니다

- 얼굴 한쪽이 움직이지 않거나 눈이 잘 안 감긴다.
- 팔다리 한쪽이 갑자기 무겁고 힘이 빠진다.
- 말이 어눌해지고 발음이 이상해진다.
- 손끝 감각이 둔해지고 물건을 잘 떨어뜨린다.
- 마비 증상과 함께 어지러움, 구토, 의식 혼미가 동반된다.
- 위 증상이 갑작스럽게 생기고 10분 이상 지속된다.

갑작스러운 마비나 이상 증상이 있을 때는 'FAST' 테스트를 통해 즉시 위험 신호를 확인할 수 있습니다. 먼저 얼굴Face 한쪽이 처지거나 비대칭이 나타나는지 살펴보고, 팔Arms을 들어 올렸을 때 한쪽 팔이 힘없이 내려가지는 않는지 확인합니다. 이어서 말Speech이 어눌해지거나 발음이 이상해지는지 체크하는 것이 중요합니다. 이러한 증상 중 하나라도 발견된다면 그 증상이 처음 나타난 시간Time이 언제였는지 적어두고 바로 병원으로 이동해야 합니다. FAST 항목 중 단 하나만 해당되어도 뇌졸중을 의심해볼 수 있습니다.

- F(Face): 얼굴 비대칭이 생기거나 마비되는 느낌이 있는가?
- A(Arms): 양쪽 팔을 들었을 때 한쪽 팔이 처지지 않는가?
- S(Speech): 발음이 어눌하거나 말하기가 어렵지 않은가?
- T(Time): 증상이 나타난 시간을 적어두고 즉시 병원으로 이동한다.

체중이 감소하고 식욕이 떨어질 때

통증 때문에 밥맛이 없고 잠도 설쳐서 한 달 동안 체중이 급격하게 줄었다면 몸이 '나 좀 살려줘' 하고 보내는 신호일 수 있습니다. 이는 몸속에서 에너지를 잡아먹는 과정이 일어나고 있다는 뜻입니다. 이럴 때 의심할 수 있는 대표적인 질환이 바로 암, 결핵, 만성 염증 질환, 갑상선 기능 이상입니다.

급격한 체중 저하는 다양한 질병의 경고등

통증과 함께 체중이 빠지고 기력이 떨어지는 변화는 여러 질환에서 공통적으로 나타날 수 있습니다. 대표적으로 암은 정상 세포보다 훨씬 많은 에너지를 소모하기 때문에 초기에는 뚜렷한 통증

없이 체중 감소가 먼저 나타나기도 합니다. 이와 비슷하게 결핵 같은 만성 감염도 몸속에서 지속적인 염증 반응이 일어나면 식욕이 떨어지고 체중이 줄어듭니다. 감염이 오래 갈수록 몸은 만성 피로감과 기력 저하를 겪으며 회복 속도도 역시 더딥니다.

또한 갑상선 기능 항진증이나 당뇨병처럼 대사에 영향을 주는 질환에서도 체중 변화는 흔히 나타나는 신호입니다. 갑상선 호르몬이 과도하게 많아지면 식사를 제대로 해도 살이 빠지고, 손발이 떨리거나 심장이 빠르게 뛰는 증상이 함께 나타납니다. 당뇨병은 통증과 체중 감소 외에도 극심한 갈증, 잦은 소변 같은 증상이 동반되면서 몸이 에너지를 제대로 사용하지 못한다는 신호를 보냅니다. 이처럼 몇몇 질환은 통증과 함께 체중 변화나 식욕 저하 같은 대사 이상이 먼저 나타날 수도 있어 전신의 변화를 함께 살피는 것이 중요합니다.

식욕이 언제부터 줄기 시작했는지, 평소와 무엇이 달라졌는지를 먼저 기록해두면 정확한 진단에 중요한 단서가 됩니다. 여기에 더해 주 1회 이상 체중계에 올라 객관적인 수치로 체중 변화 양상을 확인하고, 통증이 있다면 어느 부위에서 어떤 강도로 어떤 시간대에 나타나는지를 꼼꼼히 적어두는 것이 필요합니다. 이러한 변화들을 함께 기록해두면 진료 시 증상을 더 정확히 설명할 수 있고, 주치의가 원인을 파악하는 데에도 큰 도움이 됩니다.

아래 사항 중에 둘 이상이 해당된다면 꼭 내과나 종합 병원 등에서 전반적인 혈액검사와 진단을 받아보는 것이 좋습니다.

이럴 땐 병원으로 바로 가야 합니다

- 식이 조절이나 운동 없이 한 달 동안 3~5킬로그램 이상 체중이 줄었다.
- 식욕이 없고 식사량이 반 이하로 줄었다.
- 통증과 함께 야간에 식은땀을 자주 흘린다.
- 통증 외에 기침, 호흡 곤란, 흉통, 발열, 설사 같은 전신 증상이 있다.
- 갑상선 질환, 당뇨가 있는 상태에서 체중이 급격히 줄었다.

극심한 피로가 느껴지고 면역력이 떨어질 때

자도 자도 피로가 풀리지 않는 느낌, 기력이 떨어지는 느낌 익숙하지 않나요? 중년이 되면 어느 날부터 피로가 일상이 되고, 자고 일어나도 개운하지 않은 느낌이 계속됩니다. 그런데 그 피로와 통증이 겹치기 시작했다면 우리 몸은 단순한 피로를 넘어서 '면역 탈진' 상태일 수도 있습니다. 우리 몸은 스트레스, 수면 부족, 과로 상태가 되면 자율신경계 균형이 무너지고 면역 시스템이 약화됩니다. 이때 신체는 회복보다 방어에 에너지를 집중하게 되며, 그 결과 통증이 길어지고 피로는 더 심해지는 악순환이 이어집니다.

통증과 피로가 동시에 나타날 때는 다양한 원인이 있을 수 있습니다. 예를 들어 만성피로증후군은 충분히 잠을 자도 개운하지 않고 작은 일에도 쉽게 지치며 집중력이 떨어지는 것이 특징입니다. 정신적, 신체적 피로가 동시에 밀려오면서 통증, 인지력 저하,

우울감 등이 함께 나타나 일상생활에 큰 영향을 줍니다. 이와 비슷하게 부신피로증후군은 지속적인 스트레스에 노출될 때 나타날 수 있으며, 면역력 저하와 전신 통증, 수면 장애를 동반합니다. 부신피로증후군에 걸리면 스트레스에 대한 회복력이 떨어진 상태라 가벼운 자극에도 쉽게 피로해지고 통증이 오래갈 수 있습니다.

신경계의 균형이 흐트러진 자율신경실조증은 손발 저림, 두근거림, 어지럼증과 같은 신체 증상과 함께 피로와 통증이 반복적으로 나타날 수 있습니다. 또한 우울증이나 갱년기 증상이 겹치면 정신적 스트레스가 신체 감각을 더 민감하게 만들어 통증이 평소보다 더 크게 느껴지기도 합니다. 이런 경우는 신체와 마음의 상태가 서로 얽혀 악순환을 만들기 때문에, 증상을 단편적으로 보지 않고 전반적인 변화와 스트레스 요인까지 함께 살펴보는 것이 중요합니다. 또 통증 치료뿐만 아니라 피로, 수면, 면역 상태까지 함께 관리해야 개선할 수 있습니다.

병원 가기 전 체크해보기

피로가 언제 시작됐고 얼마나 지속되는지 등을 일지로 남겨두면 몸의 경고 신호를 파악하는 데 도움이 됩니다. 여기에 감기나 염증, 잦은 염좌, 피부 트러블처럼 면역과 관련된 증상이 반복되는지도 함께 기록해둡니다. 통증과 더불어 불면, 우울감, 불안 같은

심리 상태와 수면 패턴의 변화까지 살펴보면 몸 상태를 더 입체적
으로 이해할 수 있습니다. 아무리 쉬어도 나아지지 않는다면 이미
몸이 탈진했다는 신호이므로 통증뿐만 아니라 전신 회복을 목표
로 치료와 생활 방식을 조정해야 합니다.

'한의원 갈까, 정형외과 갈까' 헷갈릴 때

"한의원에 가는 게 나을까요? 정형외과에 가는 게 나을까요?" 많은 분이 묻습니다. 정형외과는 뼈와 관절의 구조적 문제를 다루는 데 강점이 있습니다. 골절, 인대 손상, 수술이 필요한 경우라면 정형외과에 가야 합니다. 한의원은 기능의 회복, 몸 전체의 균형, 반복되는 통증의 뿌리를 다루는 데 특화되어 있습니다.

> **구조적 문제는 정형외과, 기능적 문제는 한의원**

통증이 갑자기 심하게 시작된 급성기에는 먼저 외상 여부를 확인하는 것이 중요합니다. 골절이나 염좌, 부기, 출혈 등의 외상 직후에 열이 나거나 마비, 감각 이상 같은 응급 증상을 동반한다면 지체 없이 정형외과나 응급실에 가야 합니다. 손상된 구조를 정확히 진단해 적절한 처치를 받는 것이 회복 속도를 좌우합니다.

반면 영상 진단으로는 특별한 이상을 발견할 수 없을 때 통증이 계속되고 진통제나 물리치료로도 차도가 없다면 기능적인 문제를 의심해볼 수 있습니다. 이때는 침, 약침, 추나요법 같은 한의학적 치료가 통증 완화와 기능 회복에 도움을 줄 수 있습니다. 이후 통증이 잦아들었더라도 재발이 걱정되거나 잘못된 자세와 생활 습관이 원인일 가능성이 있다면 운동치료, 추나요법, 체형 교정 등을 병행해 몸의 균형을 바로잡는 과정이 필요합니다. 통증의 특성마다 접근법이 다르므로 지금 겪는 통증의 특징을 파악하는 것이 우선입니다.

각 치료법의 장단점

치료법	장점	한계
정형외과	영상 검사를 통한 빠른 진단, 진통제와 주사로 통증 즉각 완화.	기능 저하, 순환 문제 등 구조 외 영역은 접근 제한적.
물리치료	온열, 전기 자극으로 근육 이완 및 통증 감소.	일시적 효과에 그치며 원인 해결은 어려움.
도수치료	근막과 관절의 가동성 회복, 잘못된 자세 교정.	비용이 높고 치료자 숙련도에 따라 큰 편차.
운동치료	근육 강화, 재발 방지, 일상 기능 회복.	통증이 심한 시기에는 적용 어려움, 정확한 처방 필요.
한방치료	기혈 순환 개선, 체력 동시 회복, 전신적 접근.	골절, 급성 외상 상황에서는 우선적 치료가 아님.
추나요법	척추와 관절 정렬, 움직임 개선.	경과 관찰이 필요하고 일정 횟수의 꾸준한 치료 요구.

진료실에서는 긴장되고 정신이 없어서 중요한 질문을 잊어버리기 쉽습니다. 아래 질문 리스트를 메모해두고, 꼭 활용해보세요.

1. 이 통증은 어디에서 시작된 건가요?

2. 지금 상태가 어느 정도 심각한가요?

3. 구조적인 문제인가요, 아니면 기능적인 문제인가요?

4. 이 통증이 다른 질환의 신호일 가능성은 없나요?

5. 어떤 검사를 더 해보는 것이 좋을까요?

6. 약물이나 주사 외에 다른 치료 방법은 어떤 것이 있나요?

7. 지금 받는(받을) 치료가 얼마나 효과가 있고, 대략 얼마간 지속해야 하나요?

8. 집에서 할 수 있는 관리법이나 피해야 할 동작이 있나요?

9. 통증이 재발하지 않으려면 어떤 생활 습관을 바꿔야 하나요?

10. 앞으로 이 통증이 심해지지 않으려면 어떤 점을 유의해야 할까요?

치료 이후 회복을 위한 관리법

병원에서 검사를 받고 약을 먹고 치료도 몇 번 받고 나면 몸이 좀 가벼워진 듯한 느낌이 들기도 합니다. 이때 치료를 그만두는 분들이 참 많습니다. 하지만 연달아 치료를 받고 나서 몸을 회복하는 '회복기 치료'는 통증의 뿌리를 뽑는 데 중요한 과정입니다. 이미 몸의 흐름이 깨져 있기 때문입니다. 우리 몸은 단순한 기계가 아닙니다. 자동차처럼 고장난 부품 하나만 교체하면 끝나는 구조가 아니죠. 한 부위가 손상되면 주변 부위가 그 기능을 보완하며 전체 균형을 유지하려는 방향으로 움직입니다.

치료 이후 관리가 중요한 이유는 통증이 사라졌다고 해서 몸이 완전히 회복된 것은 아니기 때문입니다. 겉으로는 괜찮아 보여도 근육의 불균형, 관절의 미세한 틀어짐은 여전히 남아 있을 수 있습니다. 이런 상태를 방치하면 다시 익숙한 습관으로 돌아가고, 결국 비슷한 부위의 통증이 재발하거나 더 넓은 영역으로 확산되기 쉽습니다. 즉 통증을 없애는 것에서 끝나는 것이 아니라, 통증이 다시 생기지 않도록 몸의 구조와 기능을 안정시키는 과정까지 이어져야 비로소 진짜 치료가 끝났다고 할 수 있습니다.

치료 후에 통증이 완화되었다면 그때가 몸의 균형을 다시 조율할 수 있는 가장 중요한 시기입니다. 그 시기의 관리가 다음 몇 년의 몸 상태를 좌우합니다. 통증이 있던 부위만 보지 말고 전체적인 흐름을 살펴야 합니다. 무릎이 아프다면 고관절과 발목의 움직임을 함께 점검하고, 어깨 통증이라면 등과 목의 움직임을 살펴보며 연결된 부위까지 확인해야 합니다.

회복의 중심에는 수면이 있습니다. 깊은 잠은 그 어떤 치료보다 강력한 재생 효과가 있으므로 일정한 수면 습관과 숙면 루틴을 만드세요. 또 몸이 제대로 회복하려면 영양을 골고루 흡수하고 에너지가 온몸을 고르게 순환해야 합니다. 규칙적인 식사, 따뜻한 음식, 무리 없는 운동으로 소화 기능과 혈액순환을 되살리는 과정이 필요합니다. 이렇게 몸의 움직임, 수면, 혈액순환을 함께 다스려야 재발을 막고 완전한 회복이 가능합니다.

ENCYCLOPEDIA OF
PAIN

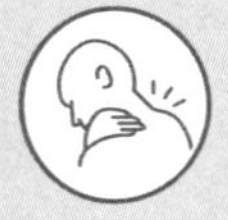  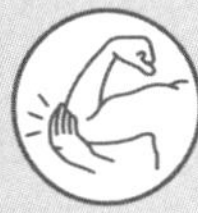 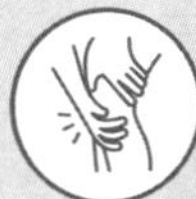

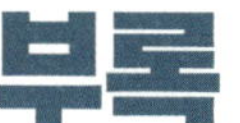

부록

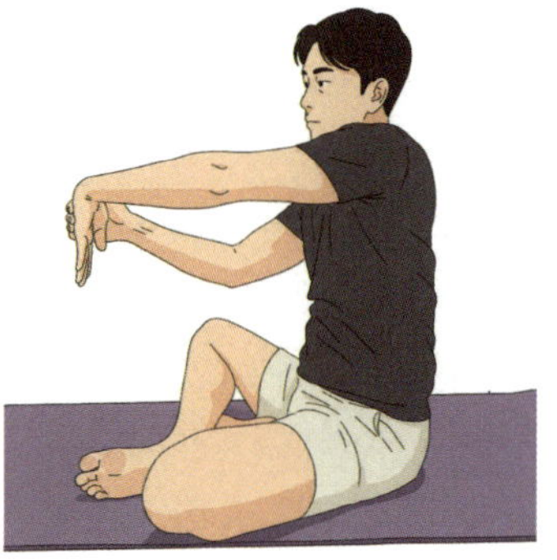

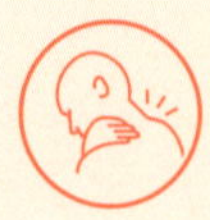

통증 부위별 자가 진단 차트

목, 어깨 통증 구별하기

구분	주요 증상
거북목	목이 뻣뻣하고 뒤로 젖히기만 해도 아프다. 손 저림은 거의 없다.
목 디스크	목뿐만 아니라 어깨와 팔까지 저리거나 아프다. 목을 돌릴 때 통증이 더 심해진다.
회전근개 손상	팔을 들거나 돌릴 때 특정 각도에서 쑤시는 느낌이 든다. 밤에 특히 아프고 누웠을 때 통증이 심하다.
오십견	전반적으로 팔 자체가 굳은 것만 같고 옷 입기가 힘들다. 통증 자체가 심하기보다는 움직임에 제한이 있는 느낌이다.
근막통증 증후군	어깨나 목 주변의 특정 지점을 누르면 통증이 퍼지고, 근육이 단단하게 뭉쳐 있다. 뻐근함이 며칠 이상 지속된다.
단순 피로	하루 정도 푹 쉬면 괜찮아지고, 어깨나 목 주변을 눌렀을 때 큰 통증이 없다.

허리 통증 구별하기

구분	주요 증상
허리 염좌	최근에 허리를 갑자기 삐끗한 일이 있었다. 통증이 허리에만 느껴지고 다리에는 느껴지지 않는다.
허리 디스크	허리뿐만 아니라 엉치, 다리까지 저리고 아픈 느낌이 든다. 오래 앉아 있을수록 통증이 점점 심해진다.
엉덩이 근육 뭉침	골반 앞쪽이 뻐근하고 다리를 들기 힘들다. 스트레칭을 하면 시원한 느낌이 든다.

무릎 통증 구별하기

구분	주요 증상
퇴행성 관절염	무릎 안쪽이 아프고 유독 아침에 뻣뻣한 느낌이 든다. 걷기 시작하면 좀 풀리는 것 같다.
연골판 손상	갑자기 뚝 하는 소리와 함께 통증이 동반된다. 특정 자세에서 찌릿한 통증이 느껴진다.
연골 연화증	젊은 여성에게 흔히 발병한다. 오래 앉았다 일어날 때 무릎 앞쪽이 아프다.

손목, 손가락 통증 구별하기

구분	주요 증상
손목터널 증후군	엄지부터 약지까지 저린 느낌이 든다. 밤에 더 아프고, 손을 탈탈 터는 동작을 했을 때 통증이 완화되는 느낌이 든다.
척골 신경 눌림 (팔꿈치 신경 눌림)	새끼손가락과 약지 전체가 저린 느낌이 든다. 팔꿈치를 오래 구부리는 동작을 했을 때 통증이 심해진다.
목 디스크	팔부터 손끝까지 저린 느낌이 든다. 특정 손가락에 힘이 빠진다. 목을 움직일 때 증상이 더 심해진다.

퇴행성 손가락 관절염	손가락 특정 마디가 아프고 통증이 간헐적이다. 손가락이 굵어지고 뻣뻣해진다.
류마티스 관절염	손가락 여러 마디가 동시에 붓고 아프다. 아침에 일어났을 때 30분 이상 손가락이 뻣뻣한 느낌이 든다.
손가락 힘줄염(건초염)	손가락을 움직일 때 힘줄을 따라 찌릿한 통증이 있다. 손가락을 구부리거나 펼 때 딸깍거리는 소리가 나기도 한다.

발바닥 통증 구별하기

구분	주요 증상
족저근막염	아침에 일어나 첫 발을 디딜 때 발바닥이 찌릿하다. 걷다 보면 조금 나아지는 느낌이 든다. 활동량이 많아지면 통증이 다시 느껴진다. 발바닥 중앙이나 발뒤꿈치에 통증이 있고 손으로 누르면 아프다.
통풍	엄지발가락 근처가 벌겋게 붓는다. 살짝만 스쳐도 통증이 심하다.
단순 피로	오래 서 있거나 많이 걸은 날 저녁에 욱신거리는 느낌이 든다. 활동량을 줄이거나 쉬었을 때 금세 회복된다.

두통 구별하기

구분	주요 증상
경추성 두통 (긴장성 두통)	목이 뻣뻣하고 뒷머리가 무겁고 조이듯이 아프다. 통증이 양쪽으로 퍼지는 느낌이 들 때도 있다. 목을 돌리면 더 아프다.
후두신경통	뒷머리 한쪽이 찌릿찌릿하게 전기가 흐르는 듯 아프다. 머리를 만지면 특정 지점이 아프고, 짧고 날카롭게 찌르는 듯한 통증이 반복된다.

통증 체크 일지

매일 아침이나 자기 전에 통증 체크 일지를 적으면 통증의 패턴과 원인을 스스로 파악하는 데 도움을 받을 수 있습니다. 통증 수치는 '일상생활이 얼마나 흔들리는지'를 기준으로 선택합니다. 일지에는 오래 앉았는지, 스마트폰을 오래 사용했는지, 잠을 잘 못 잤는지 등을 구체적으로 기록합니다. 오늘의 습관에는 평소와 달랐던 작은 행동을 하나 적어보세요.

항목 (날짜:)	내용
통증 부위	
통증 강도(0~10)	
통증 양상(찌릿, 뻐근, 욱신 등)	
유발 요인, 자세	
수면 상태	

스트레스 강도(1~5)	
음식, 활동 변화	
오늘의 습관 한줄 메모	

통증 강도 가이드

0: 통증이 없다.

1: 통증이 거의 느껴지지 않는다.

2: 약한 불편감, 일상생활에는 전혀 지장이 없다.

3: 분명 통증이 느껴지지만 참고 생활이 가능하다.

4: 불편함이 계속 의식되고 집중력이 조금 떨어진다.

5: 중간 정도 통증, 일이나 집안일을 할 때 자주 신경 쓰인다.

6: 꽤 아픈 통증, 자세를 자주 바꾸거나 움직이지 않게 된다.

7: 강한 통증, 일상에서 특정 동작을 하는 것이 어렵다.

8: 매우 심한 통증, 당장 움직이기 힘들고 휴식이 필요하다.

9: 극심한 통증, 통증 외에 다른 생각이 어렵다.

10: 견딜 수 없는 통증, 응급 상황이다.

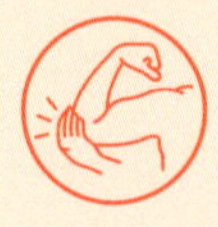

한 달 통증 관리 루틴

통증 관리를 어떻게 시작해야 할지 모르겠다는 분들이 많습니다. 이런 고민을 해결해주는 것이 바로 루틴을 만드는 것입니다. 요일별로 해야 할 스트레칭과 마사지를 정해두면 통증 관리를 수월하게 실천할 수 있습니다. 다음의 예시를 참고해서 한 달 루틴을 시작해보세요. 책에 소개된 관리법이 아닌 나만의 루틴을 만들어도 좋습니다.

이때 중요한 원칙이 3가지 있습니다. 먼저 목표는 하루 10분으로 잡습니다. 짧게라도 매일 꾸준히 하는 것이 핵심입니다. 두 번째는 통증 부위를 직접 자극하지 않는 것입니다. 아픈 부위의 주변 근육을 중심으로 마사지와 스트레칭을 해주세요. 세 번째는 몸 전체의 균형을 생각하며 관리합니다. 목이 아프다고 해서 집중 목 관리만 하는 것이 아니라 최소한 아픈 부위와 연결된 부위들까지 함께 마사지, 스트레칭을 해줍니다.

요일	월요일	화요일	수요일	목요일
루틴	−목, 어깨 스트레칭 −가슴 열기	−허리 이완 운동 −엉덩이 근육 자극하기	−종아리 스트레칭 −발목 회전	−등 근육 마사지 −날개뼈 풀어주기
포인트	거북목 완화, 어깨 말림 교정	요통 예방, 자세 안정	혈액순환 개선, 다리 통증 완화	상체 균형 회복
요일	금요일	토요일	일요일	
루틴	−골반 주변 스트레칭 −복부 근육 단력하기	−전신 가볍게 움직이기 −걷기	−휴식 −찜질	
포인트	하체 안정, 척추 정렬	혈액 순환	충분히 회복할 시간을 갖기	

참고문헌

1장

1 da Costa, B. R., Pereira, T. V., Saadat, P., Rudnicki, M., Iskander, S. M., Bodmer, N. S., Bobos, P., Gao, L., Kiyomoto, H. D., Montezuma, T., Almeida, M. O., Cheng, P. S., Hincapié, C. A., Hari, R., Sutton, A. J., Tugwell, P., Hawker, G. A., & Jüni, P. (2021). "Effectiveness and safety of non-steroidal anti-inflammatory drugs and opioid treatment for knee and hip osteoarthritis: network meta-analysis". *BMJ (Clinical research ed.)*, 375, n2321. https://doi.org/10.1136/bmj.n2321

2 Aicale, R., Tarantino, D., & Maffulli, N. (2018). "Overuse injuries in sport: a comprehensive overview". *Journal of orthopaedic surgery and research*, 13(1), 309. https://doi.org/10.1186/s13018-018-1017-5

3 서현, 한은상, 오장록. (2023). 〈체형 불균형과 만성적 요통 여성의 전신 밸런스 운동이 체형교정 및 자각통증 수준에 미치는 효과〉. 《한국발육발달학회지》, 31(1), 55-58.

4 Bazzari, A. H., & Bazzari, F. H. (2022). "Advances in targeting central sensitization and brain plasticity in chronic pain". *Egyptian Journal of Neurology,*

Psychiatry and Neurosurgery, 58, 38. https://doi.org/10.1186/s41983-022-00472-y

5 Støve, M. P., Hirata, R. P., & Palsson, T. S. (2024). "Regional and widespread pain sensitivity decreases following stretching in both men and women—Indications of stretch-induced hypoalgesia". *Journal of Bodywork and Movement Therapies,* 39, 32–37. https://doi.org/10.1016/j.jbmt.2024.02.003

2장

1 Kasch, R., Truthmann, J., Hancock, M. J., Maher, C. G., Otto, M., Nell, C., Reichwein, N., Bülow, R., Chenot, J. F., Hofer, A., Wassilew, G., & Schmidt, C. O. (2022). "Association of Lumbar MRI Findings with Current and Future Back Pain in a Population-based Cohort Study". *Spine,* 47(3), 201–211. https://doi.org/10.1097/BRS.0000000000004198

2 Kim, K., Isu, T., Morimoto, D., Iwamoto, N., Kokubo, R., Matsumoto, J., Kitamura, T., Sugawara, A., & Morita, A. (2017). "Common diseases mimicking lumbar disc herniation and their treatment". *Mini-invasive Surgery,* 1, 43–51. https://doi.org/10.20517/2574-1225.2017.05

3 이동혁, 이영은, 이보윤, 김연진, 조승연, 박성욱, 정우상, 문상관, 고창남, 조기호 박정미 (2015). 〈兩義供辰丹을 併用한 한방치료가 重症度의 통증 환자에 미치는 진통 효과 : 후향적 연구〉.《대한한방내과학회지》, 36(3), 265–275.

4 Ben Simmons. (2018). "Painkillers and non-steroidal anti-inflammatory drugs (NSAIDs)". *Arthritis UK.* https://www.arthritis-uk.org/information-and-support/understanding-arthritis/arthritis-treatments/drugs/painkillers-and-nsaids/

5 Yoon, E., Babar, A., Choudhary, M., Kutner, M., & Pyrsopoulos, N. (2016). "Acetaminophen-Induced Hepatotoxicity: a Comprehensive Update". *Journal of clinical and translational hepatology,* 4(2), 131–142. https://doi.

org/10.14218/JCTH.2015.00052

6 최동욱, 박성철, 전훈재. (2014). 〈비스테로이드소염제 관련 소화성 궤양의 최신지견〉. 《대한내과학회지》, 86(6), 664 – 672.

7 Yang, T., Ahn, J., Won, S., & Lee, S. (2025). "Exploring the association between herbal medicine usage and drug-induced liver injury: insights from a nationwide population-based cohort study using SCCS in South Korea". *Frontiers in Pharmacology*, 16, Article 1498124. https://doi.org/10.3389/fphar.2025.1498124

8 Cho, J. H., Oh, D. S., Hong, S. H., & et al. (2017). "A nationwide study of the incidence rate of herb-induced liver injury in Korea". *Archives of Toxicology*, 91, 4009 – 4015. https://doi.org/10.1007/s00204-017-2007-9

9 Lee, J., Shin, J. S., Kim, M. R., Byun, J. H., Lee, S. Y., Shin, Y. S., Kim, H., Byung Park, K., Shin, B. C., Lee, M. S., & Ha, I. H. (2015). "Liver enzyme abnormalities in taking traditional herbal medicine in Korea: A retrospective large sample cohort study of musculoskeletal disorder patients". *Journal of ethnopharmacology*, 169, 407 – 412. https://doi.org/10.1016/j.jep.2015.04.048

10 Stickel, F., & Schuppan, D. (2007). "Herbal medicine in the treatment of liver diseases". *Digestive and Liver Disease*, 39(7), 293 – 304. https://doi.org/10.1016/j.dld.2006.12.009

11 Cho, J. H., Oh, D. S., Hong, S. H., Ko, H., Lee, N. H., Park, S. E., Han, C. W., Kim, S. M., Kim, Y. C., Kim, K. S., Choi, C. W., Shin, S. M., Kim, K. T., Choi, H. S., Lee, J. H., Kim, J. Y., Kang, J. Y., Lee, D. S., Ahn, Y. C., & Son, C. G. (2017). "A nationwide study of the incidence rate of herb-induced liver injury in Korea". *Archives of toxicology*, 91(12), 4009 – 4015. https://doi.org/10.1007/s00204-017-2007-9

12 Chandrasekaran, P., Weiskirchen, S., & Weiskirchen, R. (2024). "Effects of probiotics on gut microbiota: An overview". *International Journal of Molecular Sciences*, 25(11), 6022. https://doi.org/10.3390/ijms25116022

1 Al-Khazali, H. M., Skytte Krøll, L., Ashina, H., Melo-Carrillo, A., Burstein, R., Amin, F. M., & Ashina, S. (2023). "Neck pain and headache: Pathophysiology, treatments and future directions". *Musculoskeletal Science and Practice,* 66, Article 102804. https://doi.org/10.1016/j.msksp.2023.102804

2 Weinstein, J. N., Tosteson, T. D., Lurie, J. D., et al. (2006). "Surgical vs nonoperative treatment for lumbar disk herniation: The Spine Patient Outcomes Research Trial (SPORT): A randomized trial." *JAMA,* 296(20), 2441-2450. https://doi.org/10.1001/jama.296.20.2441

3 Chang, T.-T., Zhu, Y.-C., Li, Z., Li, F., Guo, Y.-P., Wang, X.-Q., & Zhang, Z.-J. (2022). "Modulation in the stiffness of specific muscles of the quadriceps in patients with knee osteoarthritis and their relationship with functional ability". *Frontiers in Bioengineering and Biotechnology,* 9, Article 781672. https://doi.org/10.3389/fbioe.2021.781672

4 Kim, J. R., Pham, T. H. N., Kim, W. U., & Kim, H. A. (2023). "A causative role for periarticular skeletal muscle weakness in the progression of joint damage and pain in OA". *Scientific reports,* 13(1), 21349. https://doi.org/10.1038/s41598-023-46599-7

5 Eitzen, I., Moksnes, H., Snyder-Mackler, L., & Risberg, M. A. (2010). "A progressive 5-week exercise therapy program leads to significant improvement in knee function early after anterior cruciate ligament injury". The Journal of orthopaedic and sports physical therapy, 40(11), 705-721. https://doi.org/10.2519/jospt.2010.3345

6 Sapp, G. H., & Herman, D. C. (2018). "Pay attention to the pes anserine in knee osteoarthritis". *Current Sports Medicine Reports,* 17(2), 41. https://doi.org/10.1249/JSR.0000000000000449

7 Grandner, M. A., & Winkelman, J. W. (2017). "Nocturnal leg cramps: Prevalence and associations with demographics, sleep disturbance symptoms, medical conditions, and cardiometabolic risk factors". *PloS one,* 12(6),

e0178465. https://doi.org/10.1371/journal.pone.0178465

8 Healthline. (n.d.). (2026) "Leg cramps at night: Causes, treatment, and prevention". from https://www.healthline.com/health/leg-cramps-at-night

9 Qiu, J., & Kang, J. (2017). "Exercise-associated muscle cramps—A current perspective". *Archives of Sports Medicine,* 1(1), 3–14. https://doi.org/10.36959/987/223

10 Buchanan, B. K., Sina, R. E., & Kushner, D. (2024). "Plantar Fasciitis". *In StatPearls.* StatPearls Publishing. https://pubmed.ncbi.nlm.nih.gov/28613727/

11 Nakale, N. T., Strydom, A., Saragas, N. P., & Ferrao, P. N. F. (2018). "Association Between Plantar Fasciitis and Isolated Gastrocnemius Tightness". *Foot & ankle international,* 39(3), 271–277. https://doi.org/10.1177/1071100717744175

12 Nakale, N. T., Strydom, A., Saragas, N. P., & Ferrao, P. N. F. (2018). "Association Between Plantar Fasciitis and Isolated Gastrocnemius Tightness". *Foot & ankle international,* 39(3), 271–277. https://doi.org/10.1177/1071100717744175

13 Stjernbrandt, A., Liv, P., Jackson, J. A., et al. (2025). "Occupational biomechanical risk factors for carpal tunnel syndrome surgery: A prospective cohort study on 203,866 Swedish male construction workers followed for 19 years". *Occupational and Environmental Medicine,* 82(6), 263–269. https://doi.org/10.1136/oemed-2024-108934

14 Abdalkhani, A. (2026). "It's not the ear—how TMD can confound clinicians". https://thischangedmypractice.com/tmd/

15 Lee, I., & Kim, S. (2020). "Correlation among the cervical kyphotic angle, pain, and disability level in patients with temporomandibular disorders". *Physical Therapy Korea,* 27(2), 102–110. https://doi.org/10.12674/ptk.2020.27.2.102

16 Zhao, Y., Zhang, H., Li, N., Li, J., & Zhang, L. (2022). "Chronic Pain after Bone Fracture: Current Insights into Molecular Mechanisms and Therapeu-

tic Strategies". *Brain sciences,* 12(8), 1056. https://doi.org/10.3390/brainsci12081056

17 Andersen, L. L., Clausen, T., Carneiro, I. G., & Holtermann, A. (2012). "Spreading of chronic pain between body regions: prospective cohort study among health care workers". *European journal of pain (London, England),* 16(10), 1437‒1443. https://doi.org/10.1002/j.1532-2149.2012.00143.x

18 Everson, C. A., Henchen, C. J., Szabo, A., & Hogg, N. (2014). "Cell injury and repair resulting from sleep loss and sleep recovery in laboratory rats". *Sleep,* 37(12), 1929‒1940. https://doi.org/10.5665/sleep.4244

19 Vinstrup, J., Jakobsen, M. D., Calatayud, J., Jay, K., & Andersen, L. L. (2018). "Association of Stress and Musculoskeletal Pain With Poor Sleep: Cross-Sectional Study Among 3,600 Hospital Workers". *Frontiers in neurology,* 9, 968. https://doi.org/10.3389/fneur.2018.00968

20 Haack, M., Scott-Sutherland, J., Santangelo, G., Simpson, N. S., Sethna, N., & Mullington, J. M. (2012). "Pain sensitivity and modulation in primary insomnia". *European journal of pain (London, England),* 16(4), 522‒533. https://doi.org/10.1016/j.ejpain.2011.07.007

21 Maydych V. (2019). "The Interplay Between Stress, Inflammation, and Emotional Attention: Relevance for Depression". *Frontiers in neuroscience,* 13, 384. https://doi.org/10.3389/fnins.2019.00384

5장

1 Wang, Z. R., & Ni, G. X. (2021). "Is it time to put traditional cold therapy in rehabilitation of soft-tissue injuries out to pasture?". *World journal of clinical cases,* 9(17), 4116‒4122. https://doi.org/10.12998/wjcc.v9.i17.4116

2 Wang, Y., Li, S., Zhang, Y., Chen, Y., Yan, F., Han, L., & Ma, Y. (2021). "Heat and cold therapy reduce pain in patients with delayed onset muscle soreness: A systematic review and meta-analysis of 32 randomized controlled

trials". *Physical therapy in sport : official journal of the Association of Chartered Physiotherapists in Sports Medicine*, 48, 177－187. https://doi.org/10.1016/j.ptsp.2021.01.004